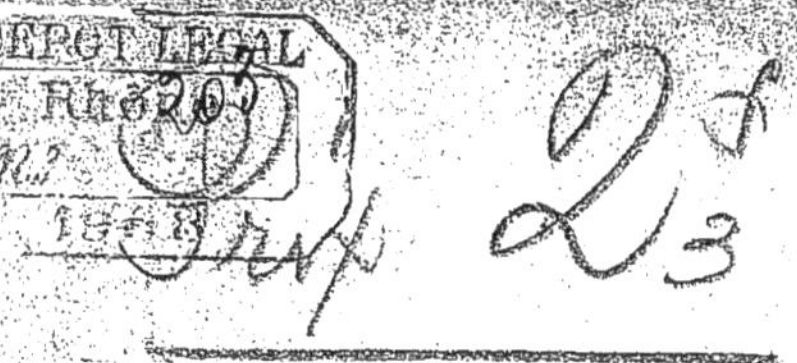

ROLE
DU RHUMATISME ARTICULAIRE
AIGU ET SUBAIGU
DANS L'ÉTIOLOGIE DE LA MALADIE DE BASEDOW
ET
DANS SA TERMINAISON PAR L'ASYSTOLIE

PAR

Le Dr Léon BOUCHUT
Préparateur adjoint d'Anatomie pathologique à la Faculté,
Ex-Interne des Hôpitaux de Lyon.

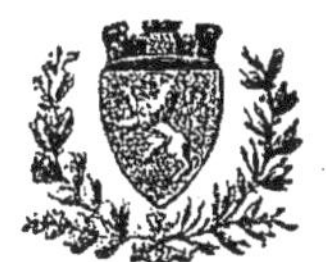

LYON
A. REY, IMPRIMEUR-ÉDITEUR DE L'UNIVERSITÉ
4, RUE GENTIL, 4
—
1908

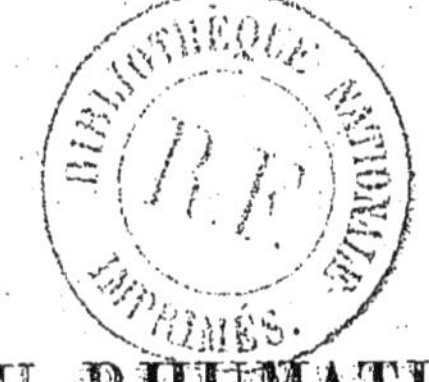

ROLE
DU RHUMATISME ARTICULAIRE
AIGU ET SUBAIGU

DANS

L'ÉTIOLOGIE DE LA MALADIE DE BASEDOW

ET DANS

SA TERMINAISON PAR L'ASYSTOLIE

DU MÊME AUTEUR

Ostéosarcome de l'épaule avec généralisation pleuro-pulmonaire. (En collaboration avec M. Tixier, Société de chirurgie de Lyon, 8 février 1906.)

Perforation intestinale et péritonite aiguë généralisée dans un néoplasme de l'S iliaque. (En collaboration avec M. Tixier, Société des sciences médicales, 21 février 1906.)

Gros néoplasme du pylore. Début très tardif de la symptomatologie. (En collaboration avec M. Tixier, Société des sciences médicales 7 mars 1906.)

Cholécystite et appendicite concomitantes. Cholécystectomie sous-séreuse et appendicectomie. (En collaboration avec M. Tixier, Société des sciences médicales 16 mai 1906.)

Les Formes dysentériques du cancer du rectum. (En collaboration avec M. Beriel, *Lyon médical*, 18 novembre 1906.)

Interprétation d'un souffle systolique avec frémissement perçus dans le deuxième espace intercostal gauche. (En collaboration avec M. Chatin, Société médicale des hôpitaux de Lyon, 16 avril 1907.)

Association de tuberculose et de syphilis pulmonaires. Etude histologique. (*Province médicale*, 9 novembre 1907.)

Rupture traumatique de la rate ayant passé inaperçue. Abcès périsplénique consécutif ouvert deux mois après dans le péritoine. Mort par péritonite suraiguë. (En collaboration avec M. Bonnamour, *Province médicale*, 28 décembre 1907.)

Rhumatisme et maladie de Basedow. (En collaboration avec M. G. Mouriquand, Société médicale des hôpitaux de Lyon, 21 janvier 1908. — Société médicale des hôpitaux de Paris, 24 janvier 1908.)

Syndrome de Schmidt (paralysie unilatérale et homologue d'une corde vocale, du voile du palais, du sterno-cleido-mastoïdien et du trapèze). (En collaboration avec le Dr Mouisset, Société des sciences médicales de Lyon, 10 juin 1908.)

Remarques sur le diagnostic des ictères chroniques par rétention (signe de la vésicule). En collaboration avec le Dr Beriel (*Journal de médecine de Paris*, 21 juillet 1907.)

SOUS PRESSE.

Arthropathies streptococciques post-diphtériques. (En collaboration avec le Dr Collet, *la Clinique*, 1908.)

L'asystolie mortelle dans la maladie de Basedow. (En collaboration avec le Dr Georges Mouriquand, *Semaine médicale*, juillet 1908.)

EN PRÉPARATION.

Angine de poitrine pseudo-tabagique. (En collaboration avec le Dr Georges Mouriquand.)

L'ictère dans la maladie de Basedow. (En collaboration avec le Dr Georges Mouriquand.)

Insuffisance aortique fonctionnelle au cours de la maladie de Bright. (En collaboration avec le Dr Mouriquand).

ROLE
DU RHUMATISME ARTICULAIRE
AIGU ET SUBAIGU
DANS L'ÉTIOLOGIE DE LA MALADIE DE BASEDOW

ET

DANS SA TERMINAISON PAR L'ASYSTOLIE

PAR

Le Dr Léon BOUCHUT

Préparateur adjoint d'Anatomie pathologique à la Faculté,
Ex-Interne des Hôpitaux de Lyon.

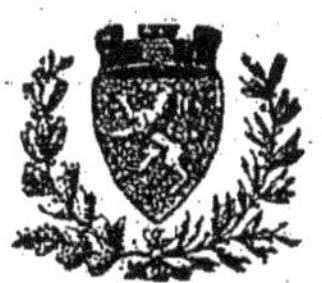

LYON

A. REY, IMPRIMEUR-ÉDITEUR DE L'UNIVERSITÉ

4, RUE GENTIL, 4

1908

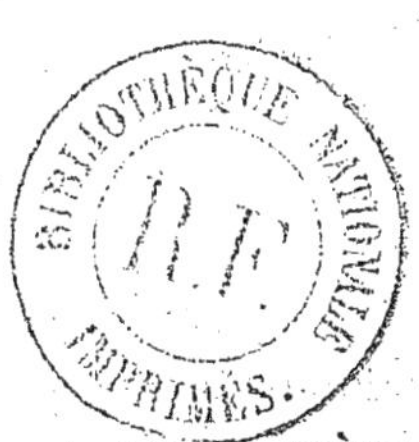

A MON PÈRE ET A MA MÈRE

En témoignage de profonde reconnaissance et de très vive affection.

A mon Maître et Président de Thèse

MONSIEUR LE PROFESSEUR TRIPIER

Chevalier de la Légion d'honneur,
Professeur d'Anatomie pathologique à la Faculté,
Médecin honoraire des Hôpitaux.

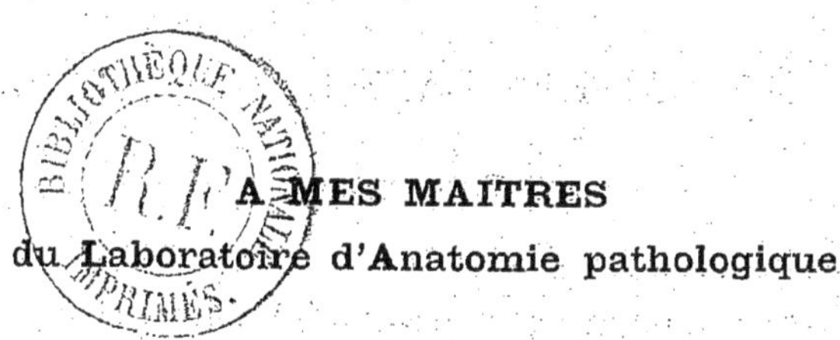

A MES MAITRES
du Laboratoire d'Anatomie pathologique

MONSIEUR LE PROFESSEUR TRIPIER

En remerciement de ses précieux enseignements et de la bienveillance qu'il nous a toujours témoignée pendant les quatre années passées dans son Laboratoire.

MONSIEUR LE DOCTEUR DEVIC

Professeur agrégé à la Faculté,
Médecin des Hôpitaux.

MONSIEUR LE DOCTEUR PAVIOT

Professeur Agrégé à la Faculté,
Médecin des Hôpitaux.

Qui nous ont toujours accueilli avec la plus grande bienveillance; nous avons été heureux de profiter de leurs leçons.

A MES MAITRES DANS LES HOPITAUX

Externat

M. le Professeur Poncet.

M. le Docteur Rochet, professeur agrégé, chirurgien-major de l'Antiquaille.

M. le Docteur Lyonnet, médecin des Hôpitaux.

M. le Docteur Bret, médecin des Hôpitaux.

Internat

M. le Docteur Rochet.

M. le Docteur Paviot, professeur agrégé, médecin des Hôpitaux.

M. le Docteur Tixier, professeur agrégé, chirurgien des Hôpitaux.

M. le Docteur Devic, professeur agrégé, médecin des Hôpitaux.

M. le Professeur Bondet.

M. le Docteur Chatin, professeur agrégé, médecin des Hôpitaux.

M. le Professeur Pic, médecin des Hôpitaux.

M. le Professeur Collet, médecin des Hôpitaux.

M. le Docteur Mouisset, médecin des Hôpitaux.

Nous devons à notre Maître, M. le Professeur PIC, une de nos principales observations. Nous l'en remercions vivement.

Une communication faite avec notre ami, le Dr Georges Mouriquand, à la Société médicale des Hôpitaux, a été le point de départ de ce travail. Nous le remercions de son amicale collaboration.

ROLE
DU RHUMATISME ARTICULAIRE
AIGU ET SUBAIGU
DANS
L'ÉTIOLOGIE DE LA MALADIE DE BASEDOW
ET DANS
SA TERMINAISON PAR L'ASYSTOLIE

HISTORIQUE. — INTRODUCTION

Depuis que le tableau clinique du goitre exophtalmique a été définitivement établi, et que cette affection est entrée dans le cadre nosologique, grâce aux travaux de Parry, Graves, Basedow, Trousseau, Charcot, Bouillaud, etc. de très nombreuses discussions ont eu lieu sur sa nature et des interprétations très diverses en ont été proposées.

Parmi celles-ci, un certain nombre sont tombées dans l'oubli et nous ne les mentionnerons que pour mémoire. De ce nombre est la théorie dite cardiovasculaire soutenue par Graves, Stockes, etc. Ces auteurs, se basant sur l'intensité des symptômes cardiaques dans la maladie de Basedow, et aussi sur des résultats d'autopsies montrant des lésions organiques du cœur dans quelques cas, concluaient à l'origine cardiaque de l'affection. Aussi délaissée est la théorie mécanique défendue par Piorry à la tribune de l'Académie de médecine. Pour celui-ci, les différents symptômes observés résultaient de la compression exercée par le corps thyroïde hypertrophié sur les organes voisins : trachée, œsophage, pneumogastrique, sympathique.

Beaucoup plus importantes sont les théories nerveuses. Elles sont diverses. Celle qui eut le plus de retentissement, et qui compte encore un grand nombre de partisans, fut émise par Trousseau et Charcot. Ces auteurs voyaient dans le goitre exophtalmique une névrose pure, analogue à la chorée ou à l'hystérie.

A la suite des travaux de Claude Bernard, sur le sympathique cervical, on s'efforça de mettre sous la dépendance de ce dernier les principaux symptômes observés et c'est à des lésions de ce nerf qu'on rapporta la maladie de Basedow.

D'autres auteurs, tout en conservant le rôle du sympathique, placèrent le siège de la maladie dans le bulbe, c'est l'œuvre de Vulpian, Panas, Bienfait, Rendu, Ballet, etc.

Telles sont les principales variantes de la théorie nerveuse : théorie de la névrose, théorie du sympathique, théorie bulbaire. A celles-ci se rattache la théorie « réflexe » que certains ont proposée pour expliquer quelques cas de goitre exophtalmique consécutifs à la grossesse ou à des affections abdominales ou nasales.

Nous arrivons à une théorie plus récente, plus précise et que les faits vont confirmant de jour en jour : c'est la théorie de l'intoxication thyroïdienne. Elle est la conséquence de travaux nombreux sur les sécrétions internes et, en particulier des travaux de Notkhin, Baumann, Ballet et Enriquez sur la sécrétion thyroïdienne. Elle a été émise par Gauthier (de Charolles), Mœbius, soutenue par Joffroy, développée et précisée histologiquement par Renaut. La maladie de Basedow est la conséquence de modifications qualitatives ou quantitatives dans la sécrétion du suc thyroïdien. Pour les uns, Mœbius en particulier, il ne s'agit que de modifications quantitatives : il y a excès de sécrétion ou hyperthyroïdation. Pour les autres : Renaut, Gauthier, il s'agit de modifications qualitatives : le suc thyroïdien n'est plus normal, il y a dysthyroïdation.

Cette théorie est basée sur l'expérimentation et sur l'étude histologique du corps thyroïde qui montra aux uns, dans les cas de goitre exophtalmique, une simple hyperplasie épithéliale, aux autres des néoformations de follicules centraux sécrétant une matière colloïde différente de celle des follicules marginaux.

L'origine thyroïdienne de la maladie de Basedow a cependant rencontré des adversaires. Ceux-ci, bien entendu ne nient pas le rôle de la sécrétion thyroïdienne dans l'apparition de certains symptômes, mais ils se refusent à tout mettre sur son compte.

Ils établissent une théorie mixte dans laquelle le système nerveux et le corps thyroïde joueraient chacun un rôle, le second ne présentant un fonctionnement anormal que consécutivement à des troubles du premier. C'est en particulier l'opinion de Brissaud et de Marie.

Enfin, nous signalerons une dernière théorie résultant des travaux de Chantemesse, Gley, Nicolas, Moussu, sur les parathyroïdes.

Pour Moussu, la maladie de Bassedow est la conséquence d'une insuffisance parathyroïdienne. Pour Gley et Lussana, il s'agit d'une altération portant sur tout l'appareil thyroïdien, mais intéressant d'abord les parathyroïdes.

Cette conception n'est que bien faiblement étayée sur quelques faits expérimentaux et la preuve de son exactitude est loin d'avoir été donnée.

Telles sont sommairement résumées les différentes pathogénies du goitre exophtalmique.

Il serait fastidieux d'exposer les arguments invoqués en faveur de telle ou telle théorie, et de renouveler le débat, d'autant qu'une même pathogénie ne s'applique certainement pas à tous les cas.

Contentons-nous de dire qu'actuellement tout concorde pour montrer le rôle important joué par le corps thyroïde dans cette affection. Ce rôle apparaît capital depuis que l'on connaît mieux la physiologie de cet organe et nous verrons, au cours de notre étude, que la clinique confirme les résultats de l'expérimentation.

Mais la cause perturbatrice de la sécrétion thyroïdienne a-t-elle son siège au niveau de la glande même, ou bien est-elle sous la dépendance d'un trouble du système nerveux aboutissant à des modifications plus ou moins profondes dans la circulation et le métabolisme cellulaire de cet organe.

Très vraisemblablement ces deux mécanismes sont vrais. C'est l'impression qui se dégage de l'étude des étiologies diverses de la maladie de Basedow. En faveur du second mécanisme militeraient l'hérédité nerveuse, les émotions, les chagrins, le surmenage, bref tous les traumatismes moraux trouvés dans les antécédents des malades et sur lesquels les anciens auteurs attiraient uniquement l'attention. En faveur du premier seraient les différentes maladies infectieuses, notées à l'origine de la maladie de Basedow dans un très grand nombre de cas, et auxquelles on accorde actuellement à juste titre, une si grande importance. C'est là, en effet une notion relativement nouvelle, et les travaux de ces dernières années, en faisant connaître soit cliniquement, soit expérimentalement, l'état du corps thyroïde dans les infections, ont montré le rôle primordial joué par ces dernières dans l'étiologie des maladies de la glande thyroïde.

Dans les premiers travaux classiques sur la maladie de Basedow, l'influence causale des maladies infectieuses n'est pas signalée ou bien n'est mentionnée qu'incidemment. C'est avec les travaux des partisans de la théorie de l'intoxication thyroïdienne, qu'on lui voit prendre de l'importance. Jouffroy, Renaut, Mœbius, sont les premiers à avoir attiré l'attention sur ce point. Renaut en 1888, à propos de la fièvre dans le goitre exophtalmique, rapporte dans la thèse de Bertoye des observations où la maladie de Basedow est apparue assez brusquement après une période fébrile, sans détermination inflammatoire autre que du gonflement thyroïdien. Après cessation de la température, le gonflement thyroïdien persistait, et le syndrome Basedowien apparaissait plus ou moins complet. Aussi, l'auteur estime qu'il faut faire intervenir dans la pathogénie du goitre exophtalmique un élément infectieux, et il s'exprime ainsi : « L'inflammation chronique et interstitielle du corps thyroïde annule l'énorme système des voies lympathiques au sein desquelles plongent les formations glandulaires de cet organe. » C'est ainsi qu'il explique la dysthyroïdation.

Jouffroy en 1871, dans une clinique sur la nature et le traitement du goitre exophtalmique, commente un mémoire de Charvot sur la fréquence des lésions inflammatoires aiguës du corps thyroïde dans les maladies infectieuses, telles que rhumatisme, fièvre typhoïde, variole, etc., lésions allant quelquefois à la suppuration, mais le plus souvent se terminant par résolution ou passant à l'état chronique. S'appuyant sur ces faits, Jouffroy ajoute : « Dès lors il n'est plus déraisonnable de faire dériver d'une thyroïdite infectieuse le goitre exophtalmique qu'on voit se développer à la suite du rhumatisme ou d'une fièvre typhoïde. »

Plus tard, Gayme, Mignon, dans des thèses consacrées à l'étude étiologique et pathogénique de la maladie de Basedow, signalent à côté de l'étiologie purement nerveuse, une étiologie infectieuse, dans laquelle peuvent intervenir la grippe, la fièvre typhoïde le rhumatisme, etc., et ils citent les observations de Rivalier, Bertoye, Chwostech, Chauvin, Robin, etc.

Mignon notamment rapporte vingt observations où l'étiologie infectieuse est évidente.

Plus récemment paraissent les travaux de Roger et Garnier sur l'état de la glande thyroïde dans les maladies infectieuses et dans les infections expérimentales. Ils étudient l'état de cette glande dans la scarlatine, la rougeole, la variole, la typhoïde, l'hérédo-syphilis, la tuberculose, etc., et ils concluent que dans les maladies infectieuses existent des modifications histologiques de la glande thyroïde ayant pour conséquence, suivant leur intensité, soit l'hyperthyroïdation, soit la dysthyroïdation, soit l'athyroïdation.

Quelque temps après ces travaux, Gilbert et Castaigne dans une note à la Société de biologie, rapportent trois observations de maladie de Basedow à étiologie infectieuse évidente, confirmant de tous points les conclusions de Roger et Garnier.

Coissard en 1903 dans une thèse sur l'infection éberthienne et la glande thyroïde, étudie les différentes variétés de thyroïdites qui peuvent s'observer au cours ou dans la convalescence de la fièvre typhoïde. Il fait remarquer que la suppuration n'est pas fatale et que certaines se terminent par résolution. Dans ce cas, suivant l'intensité et la variété des lésions, on pourra constater ultérieurement soit le goitre exophtalmique soit le myxœdème. L'auteur rapporte deux observations de goitre exophtalmique consécutif à la fièvre typhoïde.

Enfin, tout d'actualité sont les travaux de Vincent, sur le « signe thyroïdien » dans les maladies infectieuses. Le corps thyroïde présente très fréquemment dans ces dernières, des phénomènes réactionnels plus ou moins intenses, se manifestant cliniquement par une augmentation de volume passagère. L'auteur a constaté la présence de ce signe dans la fièvre typhoïde, la méningite cérébro-spinale, la rougeole, la scarlatine, les oreillons, le paludisme aigu, l'érysipèle, etc.. Mais il est surtout fréquent dans le rhumatisme articulaire aigu, ainsi que nous le verrons ultérieurement.

A l'heure actuelle, le rôle des infections dans l'apparition du goitre exophtalmique est donc très solidement établi. Mais, parmi celles-ci, il en est une qui semble intervenir beaucoup plus souvent ; nous voulons parler du rhumatisme articulaire aigu. C'est encore au professeur Vincent que revient le mérite d'avoir récemment attiré l'attention sur ce point, en montrant d'une part l'extrême fréquence du signe thyroïdien dans cette affection et, d'autre part, en rapportant des observations de rhumatismes articulaires aigus suivis à très brève échéance du développement d'une maladie de Basedow.

Nous avons eu récemment l'occasion d'observer deux cas semblables. L'un deux recueilli dans le service du professeur Pic, alors que nous étions son interne, nous a paru particulièrement intéressant. Il s'agissait d'un homme qui présenta, à la fin d'une attaque de rhumatisme articulaire aigu franc, une maladie de Basedow typique. Celle-ci évolua très rapidement vers une asystolie grave, terminée par la mort deux mois après.

Nous avons à ce propos consulté un grand nombre d'observations publiées dans différents mémoires ou thèses et nous avons pu constater combien est fréquente l'étiologie rhumatismale.

De plus, contrairement à ce qu'enseignent les classiques, nous avons pu nous rendre compte de l'extrême rareté de la mort par asystolie dans la maladie de Basedow, en dehors des cas d'affections cardiaques organiques concomitantes.

En effet, dans tous les cas terminés par asytolie, on constate presque toujours des lésions cardiaques endocardiques ou myocardiques telles qu'elles ne peuvent certainement pas être mises sur le compte de la seule tachycardie.

Ces lésions relèvent de causes diverses, mais le plus souvent elles sont la conséquence d'une ou plusieurs atteintes de rhumatisme articulaire aigu. Celui-ci lèse à la fois la thyroïde et le cœur, faisant ainsi apparaître une maladie de Basedow, et aggravant du même coup le pronostic de cette dernière, en précipitant son évolution vers l'asystolie.

Aussi, il nous a semblé que le rhumatisme articulaire aigu dans ses rapports avec la maladie de Basedow, était intéressant à un double point de vue.

1° C'est un facteur étiologique fréquent.

2° Par les lésions cardiaques, endocardiques ou myocardiques qu'il détermine, il peut imprimer à la maladie de Basedow des caractères particuliers et faire peser sur elle un pronostic plus grave.

Ce sont ces deux points que nous nous proposons de mettre en lumière.

Dans une première partie, nous étudierons le rhumatisme articulaire aigu en tant qu'agent causal du goitre exophtalmique.

Dans la seconde, nous montrerons les causes de l'asystolie dans cette affection, en dégageant le rôle important du rhumatisme dans l'apparition de cette complication.

PREMIÈRE PARTIE

LE RHUMATISME ARTICULAIRE AIGU ET SUBAIGU, AGENT CAUSAL DU GOITRE EXOPHTALMIQUE

CHAPITRE PREMIER

THYROIDITE RHUMATISMALE ET SIGNE THYROIDIEN

Le rôle du rhumatisme articulaire aigu dans l'étiologie de la maladie de Basedow a été signalé depuis longtemps par quelques auteurs, à propos de faits isolés, et il est intéressant de rappeler que la première observation de goitre exophtalmique, publiée par Parry, en 1825, était précisément un cas où celui-ci s'était développé à la suite d'une attaque de rhumatisme articulaire.

Ultérieurement plusieurs auteurs rapportèrent des cas semblables : Chauvin et Dumont en 1852, Chwosteck quelque temps après.

Charcot mentionne le rhumatisme articulaire chez quelques-uns de ses malades et attire l'attention sur son influence étiologique possible.

Mœbius écrit : « Les maladies ayant pour résultat les affections valvulaires et surtout le rhumatisme articulaire aigu, sont mentionnées dans l'anamnèse ; elles sont peut-être aussi la cause de la maladie de la thyroïde. »

Jouffroy, dans une clinique déjà mentionnée, admet que, parmi les infections, le rhumatisme articulaire surtout peut léser la thyroïde et provoquer ultérieurement un goitre exophtalmique.

Weill et Diamantberger notent les rapports de ces deux affections. Ils rapportent plusieurs cas de coexistence, mais n'osent pas, toutefois, conclure fermement à une relation de cause à effet.

Dans les thèses de Gayme, Mignon, Amy, Lescaut, Milliard, etc., nous avons trouvé plusieurs observations où cette étiologie est mentionnée.

Lieweylin Jones, en Angleterre, insiste sur la fréquence de cette association.

Froment, dans sa thèse sur les cardiopathies valvulaires compliquées de Basedowisme, rapporte nombre d'observations où le rhumatisme est mentionné dans les antécédents ; il n'affirme pas, cependant, son influence causale « sauf, peut-être, pour les cas où l'apparition des symptômes suit de près la crise articulaire. »

Enfin, Vincent, dans un travail récent, en relatant quatre observations très démonstratives, a montré toute l'importance du rhumatisme en tant qu'agent étiologique de la maladie de Basedow.

Sergent a publié dernièrement une observation non moins probante.

Nous rapporterons plus loin ces observations, ainsi que d'autres qui nous sont personnelles ou que nous avons trouvées dans la littérature médicale. Mais nous voudrions, avant d'absorber leur analyse, montrer avec quelle fréquence le rhumatisme lèse la glande thyroïde, provoquant, au niveau de cette dernière, une réaction tantôt très vive, tantôt, au contraire, très atténuée.

Une étude rapide des thyroïdites rhumatismales et du signe thyroïdien dans le rhumatisme va nous en fournir la preuve.

En dehors des différentes variétés de thyroïdites infectieuses, qui aboutissent le plus souvent à la suppuration, les chirurgiens réservent une place spéciale à la thyroïdite rhumatismale dont l'évolution clinique et le pronostic sont très différents.

C'est grâce aux observations déjà anciennes d'Eulenburg, de Vulpian, Raymond, Mollière, Walther, Bernardy, Revillot, etc., et aux importants travaux de Kocher, que cette affection est aujourd'hui bien connue.

Charvot, en 1890, dans une étude sur les goitres sporadiques infectieux fait remarquer sa fréquence. Il montre que l'infection rhumatismale en se localisant sur la thyroïde y garde ses allures habituelles. C'est ainsi, que dans une observation de l'auteur, on la voit envahir la moitié droite de la glande, subitement, produisant des accidents de suffocation ; le lendemain, elle a disparu sans laisser de traces ; c'est alors le tour du lobe gauche où la fluxion articulaire se comporte de même.

Jeanselme résume ainsi les caractères de ces thyroïdites : « Congestives plutôt que phlegmasiques, rapides dans leur apparition, capricieuses dans leur marche, mobiles, fugaces et récidivantes, elles coïncident ou alternent souvent avec d'autres localisations fluxionnaires; enfin, comme toutes les manifestations du rhumatisme articulaire franc, elles ne suppurent jamais. »

Dans tous ces cas la fièvre est vive, le gonflement considérable, la douleur intense, et quelquefois peuvent s'observer des phénomènes passagers de suffocation.

A côté de cette thyroïdite rhumatismale à grand fracas, dont les symptômes sont quelquefois alarmants, il existe au cours du rhumatisme articulaire une réaction beaucoup plus atténuée de la thyroïde, qui peut échapper à l'observateur non prévenu.

Elle a été mise récemment en lumière par le professeur Vincent sous le nom de « signe thyroïdien ».

Pour cet auteur, « il existe dans le rhumatisme articulaire aigu fébrile, un ensemble symptomatique caractérisé :

« 1° Par la tuméfaction ordinairement bilatérale, quelquefois unilatérale de la thyroïde;

« 2° Par la douleur rarement spontanée, mais presque toujours facile à provoquer par le pincement entre les doigts de chaque lobe du corps thyroïde. »

Cette fluxion thyroïdienne apparaît le plus communément dès le début. Elle atteint très vite son apogée et décroît tantôt rapidement, tantôt lentement, suivant les cas. Elle disparaît, en général, avant la fluxion articulaire. Elle peut réapparaître avec une rechute du rhumatisme.

Ici la symptomatologie est donc très fruste et demande à être cherchée, le malade n'attirant pas spontanément l'attention sur son cou.

Le signe thyroïdien est très fréquent, incomparablement plus commun que la thyroïdite rhumatismale des chirurgiens. Vincent, dans une première statistique publiée en 1906, l'a noté 44 fois sur 82 malades. En 1907, dans une seconde statistique, le même auteur l'a observé 86 fois sur 156 cas, soit une proportion de 68,3 pour 100,

En général, il fait défaut dans les formes bénignes du rhumatisme.

Il paraît également assez rare chez l'enfant, de l'avis de Vincent, de Variot. Cependant Ausset en a publié dernièrement une observation très démonstrative.

De tout ceci résulte que le rhumatisme articulaire aigu est susceptible très souvent de léser le corps thyroïde. Il pourra provoquer au niveau de ce dernier soit une réaction très intense et très vive : c'est la thyroïdite rhumatismale des traités de pathologie externe, soit une réaction très fugace et très fruste qu'il faut savoir rechercher : c'est le signe thyroïdien.

CHAPITRE II

MALADIE DE BASEDOW CONSÉCUTIVE AU RHUMATISME ARTICULAIRE AIGU OU SUBAIGU

Les modifications déterminées par le rhumatisme au niveau de la glande thyroïde ne se réduisent pas au gonflement douloureux plus ou moins transitoire de cet organe. De ce que celui-ci disparaît avec les fluxions articulaires, il ne faut pas conclure qu'il s'est agi seulement d'un simple orage, heureusement terminé et sans conséquences ultérieures.

Les lésions réalisées par l'infection rhumatismale sont plus profondes que l'examen clinique semblait le révéler de prime abord. Le corps thyroïde a été touché dans sa constitution intime et va subir, de ce fait des perturbations dans son fonctionnement se manifestant par des troubles sécrétoires dont le goitre exophtalmique pourra être la traduction.

Voici une série d'observations qui en font foi.

OBSERVATION I (résumée).

(Vincent, *Société médicale des hôpitaux*, 22 novembre 1907, p. 1288).

G... Marcel, âgé de vingt et un ans, cultivateur, avant de faire son service militaire, entra dans mon service le 5 février 1897 pour rhumatisme articulaire aigu. Ce rhumatisme, assez sévère, s'accompagna d'un mouvement fébrile notable et se prolongea d'une manière normale.

Pendant la durée de ce rhumatisme, je constatai la tuméfaction modérée du corps thyroïde avec sensibilité douloureuse au pincement de la glande.

Lorsqu'il quitta l'hôpital, cinq semaines après, avec un congé de convalescence de deux mois, le malade était parfaitement rétabli de ses douleurs; mais le cou, bien qu'ayant diminué d'1 centimètre, restait un peu volumineux.

A l'expiration de son congé, il rentra de nouveau dans mon service du Val-de-Grâce, porteur des symptômes les plus nets du goitre exophtalmique; globes oculaires saillants, signe de Stellwag, pupilles dilatées.

Goitre bilatéral assez notable, plus marqué à droite. Tachycardie (128-132 pulsations). Souffle extra-cardiaque intense et diffus: battements artériels du cou. Polypnée. Tremblement des doigts. Crises diarrhéiques. Stigmates d'hystérie. *Tous ces symptômes avaient débuté deux semaines environ après la sortie de l'hôpital; aucune cause émotionnelle n'était intervenue, ni aucune maladie autre que le rhumatisme.*

Cet homme était un sujet maigre, petit, peu développé, probablement alcoolique.

Son père et sa mère étaient des rhumatisants habituels.

OBSERVATION II (résumée).

(Vincent, *Société médicale des hôpitaux*, 22 novembre 1907, p. 1289).

M...., vingt-trois ans. Cet homme m'avait été adressé en mai 1899 par un de mes collègues, qui me priait de l'examiner.

Vigoureux, trapu, M..... n'avait jamais été malade jusqu'au mois d'avril 1898. A cette époque, il fut atteint d'un rhumatisme polyarticulaire aigu ayant intéressé toutes les grandes articulations et s'étant accompagné d'une forte fièvre (jusque 39°4), de sueurs, etc.

Il fut traité par le salicylate de soude et la quinine. Pendant le cours de son rhumatisme, il n'eut pas d'albumine.

Un mois après, M... s'aperçut d'une certaine faiblesse dans le côté gauche. Le bras se mouvait avec difficulté, la démarche était gênée par suite de la lourdeur de la jambe.

En même temps que cette hémiparésie, il y avait une hémianesthésie du même côté, un rétrécissement concentrique du champ visuel, de l'anesthésie des muqueuses, etc.

Les réflexes rotuliens étaient normaux.

Il s'agissait d'une hémiparésie hystérique.

Mais celle-ci ne constituait qu'un épisode parmi les symptômes dont ce malade était porteur.

Un examen plus complet me montra, en effet, chez lui, l'ensemble symptomatique de la maladie de Graves : yeux un peu saillants, très brillants; glande thyroïde manifestement hypertrophiée. Tachycardie (92 pulsations); souffle extracardiaque très marqué, à peu près fixe, au voisinage de l'infundibulum pulmonaire. Souffle thyroïdien. Tremblement nerveux et fréquent des extrémités supérieures. Thermophobie.

Ce malade était donc atteint d'un goitre exophtalmique avec greffe hystérique.

L'affection avait débuté dans le cours du rhumatisme. Dès sa convalescence, en effet, M... *avait remarqué que son cou était devenu plus gros et qu'il avait dû faire élargir le col de sa chemise.*

OBSERVATION III

(Basedow, *Gasper's Wochenschrift*, 1840. Recueillie *in* thèse Mignon.)

J'avais connu, il y a quatorze ans, Mme G..., jeune fille de dix-neuf ans présentant quelques ganglions engorgés du cou, douloureux, du reste bien portante.

Quelques années après son mariage, elle devint mère, puis fut affectée pendant deux ans d'une fièvre quarte intermittente, avec hépatite, ictère, etc. Un an après survint un rhumatisme articulaire aigu très violent qui laissa à sa suite de l'œdème des membres inférieurs avec amaigrissement général, de l'aménorrhée, des battements du cœur, de la fréquence et de la faiblesse du pouls, avec une respiration courte et haletante. A ce moment, une projection des globes oculaires d'ailleurs sains se fit remarquer. Puis la malade dormit les yeux ouverts, son regard devint effrayant, elle passa dans toute la ville pour folle.

En même temps, une hypertrophie de la glande thyroïde fit présumer qu'une intumescence semblable s'était peut-être développée derrière le globe de l'œil. Le traitement fut suivi d'une amélioration si rapide que Mme G... eut plus tard deux grossesses très heureuses. Maintenant elle ne présente plus qu'un teint pâle et maladif, des yeux ouverts et à fleur de tête.

OBSERVATION IV (résumée).

(In *Traité des maladies du cœur*, Constantin Paul, p. 665.)

Cécile S..., âgée de trente ans, journalière, entre dans mon service à l'hôpital Lariboisière le 10 février 1881.

Le début de la maladie remonte à deux ans. A cette époque, la malade a été atteinte de rhumatisme articulaire aigu généralisé.

Pendant cette maladie, elle a éprouvé des palpitations qui ont persisté après la guérison et ont augmenté progressivement d'intensité jusqu'à ce jour. Dix mois après, la région thyroïdienne s'est gonflée tout d'un coup et depuis est restée grossie. Enfin, il y a six semaines, les yeux ont commencé à faire saillie au dehors, mais sans que la malade en ait eu conscience. Nous l'avons constaté alors que la malade venait à la consultation de l'hôpital.

Au moment de l'entrée à l'hôpital, l'examen du cœur donne les résultats suivants : la région précordiale est soulevée en totalité à chaque systole. La peau qui la recouvre est animée de battements visibles dans les deuxième, troisième et quatrième espaces intercostaux du côté gauche, et plus bas à la pointe.

La palpation confirme ces constatations et permet de sentir un frémissement systolique.

Les dimensions du cœur sont normales. La pointe bat dans le cinquième espace intercostal.

A la région antérieure du cou, on constate une saillie uniforme et sans bosselure, assez molle au toucher, animée de pulsations systoliques.

Les yeux font saillie hors de la tête.

Les paupières gênées dans leurs mouvements ne recouvrent qu'incomplètement le globe de l'œil.

Les autres symptômes sont de l'amaigrissement et de la pâleur cireuse des téguments.

La malade n'allait pas mal, lorsqu'elle est prise très rapidement d'un affaissement considérable dont rien n'a pu la tirer, et la mort est survenue en huit jours.

Autopsie. — Le cœur est normal.

Pas d'examen histologique mentionné.

OBSERVATION V (résumée).

(*In* thèse Marie, obs. III.)

Mme W..., trente-huit ans.

Rien à signaler dans les antécédents héréditaires.

A dix ans : fièvre typhoïde. A treize ans : fluxion de poitrine.

Il y a *deux ans et demi*, la malade a eu pendant dix-huit jours un rhumatisme articulaire aigu, toutes les jointures ont été prises. Il ne semble pas que le cœur ait été atteint. La malade a été traitée par le salicylate de soude.

Ce n'est qu'il y a *deux ans* que ses cousines s'aperçurent qu'elle tremblait en buvant et qu'elle parlait d'une façon un peu saccadée.

Elle-même ne l'avait pas remarqué.

Elle ne s'est aperçue que récemment qu'elle avait des palpitations.

A cette même époque, ses cousines lui firent encore observer qu'elle avait le regard fixe, brillant, étrange.

Etat actuel : Le corps thyroïde est hypertrophié dans son ensemble.

Exophtalmie très nette.

Signe de de Græfe léger.

Les battements du cœur sont réguliers. L'impulsion est modérée. On constate un souffle doux systolique au-dessus de la pointe, disparaissant quand la malade est couchée.

Pouls oscille entre 110 et 120.

Le tremblement, seul symptôme pour lequel la malade vint consulter au début, est assez prononcé. Il est assez intense pour gêner considérablement l'écriture.

Sueurs abondantes. Pas de diarrhée. Nombreux accès de boulimie.

La malade a fréquemment des quintes de toux sèche, sans expectoration. L'auscultation des poumons ne révèle rien d'anormal.

Assez souvent, on a constaté du sucre dans les urines.

OBSERVATION VI (résumée.)

(Gombault, *in* thèse Pilet Flouet, obs. VII.)

La nommée G..., Louise, âgée de vingt-deux ans, entre le 4 août 1891, à Beaujon, dans le service de M. le Dr Gombault.

Antécédents héréditaires. — Père mort tuberculeux à trente-six ans, mère très nerveuse, morte à cinquante ans d'une maladie du cœur; cinq enfants bien portants.

Antécédents personnels. — Attaque de rhumatisme articulaire à dix-huit ans.

Il y a six mois, c'est-à-dire trois ans et demi après son rhumatisme, elle s'aperçoit un matin que ses yeux sortaient de leur orbite ; dans l'espace de quelques semaines les palpitations étaient devenues très fréquentes, avec vibrations des artères radiales en même temps que les carotides ; le cou était grossi.

A l'entrée : En outre des signes de maladie de Basedow, la malade présente un état de cachexie marquée.

Etat neurasthénique très accentué.

Mort dans la cachexie le 2 septembre 1891.

Autopsie : Cœur gros. Péricardite récente au niveau de l'oreillette et de l'auricule droits.

Le myocarde a une teinte pâle. La mitrale paraît élargie, sans sclérose. Rien aux piliers. Valvules souples, normales.

Examen histologique : Beaucoup de fibres ont une striation peu marquée et l'on voit alors une infiltration diffuse de fines granulations graisseuses remplaçant la striation normale.

Sur quelques points, il y a des fibres en dégénérescence fibreuse, fragments en gros blocs.

OBSERVATION VII (résumée.)

(Chatin et Cade, *Médecine moderne*, 1902, page 336. — Un cas de goitre exophtalmique.)

J.-B, âgée de quarante-deux ans, ménagère, entrée à l'Hôtel-Dieu, le 16 avril 1901.

Rien à signaler dans ses antécédents héréditaires. Personnellement, elle s'est toujours relativement bien portée, elle a eu quatre grossesses qui n'ont été marquées par aucun incident.

Il y a trois ans, elle a eu un rhumatisme articulaire aigu.

En janvier 1901, la malade a éprouvé des ennuis qui lui ont causé beaucoup d'inquiétude. En février, elle a commencé à perdre ses forces et à maigrir. Elle avait des bouffées de chaleur et des palpitations. Ces phénomènes ont persisté et se sont aggravés ; ils ont déterminé la malade à demander son admission à l'Hôtel-Dieu.

A son entrée, on constate une exophtalmie très accusée, l'occlusion des paupières ne peut s'effectuer d'une façon complète. Il n'y a pas de signe de Græfe, ni de troubles de la convergence. La vue est normale ; pas de rétrécissement du champ visuel, pas de diplopie, ni de troubles pupillaires. Au niveau du cou, on constate des battements artériels bien visibles. La glande thyroïde est peu augmentée de volume; son hypertrophie porte également sur ses deux lobes.

Les mains présentent un tremblement vibratoire rapide. Ce tremblement ne s'exagère pas dans les mouvements volontaires.

Le pouls est rapide = 120; sa tension est faible; il présente de l'arythmie avec pulsations en salves.

Au cœur, la pointe bat dans le cinquième espace, son choc est énergique ébranlant toute la paroi. A l'auscultation, les bruits sont rapides, arythmiques, le premier bruit est un peu souflant.

Rien aux poumons.

L'anorexie est complète, la langue est rouge, pas de vomissements, mais crises paroxystiques de diarrhée, donnant jusqu'à trente selles par jour. Ces crises durent environ deux ou trois jours et apparaissent en général une fois par semaine.

La malade est très énervée, pleure facilement, présente des tics émotifs.

Aux membres inférieurs, existe un œdème blanc, dur, siégeant particulièrement au-devant du tibia dans le tiers inférieur de la jambe.

La peau et les conjonctives offrent une teinte nettement subictérique.

Les urines ne contiennent ni sucre, ni albumine.

Le foie déborde les fausses côtes d'un travers de doigt.

La malade depuis son entrée dans le service perd progressivement du poids et se cachectise. Toujours les mêmes troubles fonctionnels. L'ictère persiste.

La malade succombe le 18 mai.

Autopsie : Rien aux poumons.

Cœur : Pas de lésions aurificielles. Il y a dilatation de l'orifice mitral et tricuspidien. Au microscope, pas de lésions interstitielles notables. Les fibres musculaires ont une striation assez nette, mais il existe une dissociation segmentaire très marquée.

Foie : petit, de consistance normale. Sur la coupe, il présente l'aspect muscade dans les zones périphériques. Au microscope ;

les capillaires intralobulaires sont très dilatés, en certains points les travées sont même disloquées.

Intestin grêle : Le microscope révèle une congestion très marquée.

Corps thyroïde : Lésions interstitielles consistant en tissu de sclérose au sein duquel sont des vaisseaux sanguins remplis de noyaux. Dans certains points, on constate l'existence d'îlots inflammatoires.

Lésions parenchymateuses : les vésicules thyroïdiennes sont ordinairement petites, tapissées par une couche unique de cellules cubiques. Certaines de ces cellules ont desquamé. Dans le plus grand nombre de ces vésicules, on ne retrouve pas la substance colloïde. Certains îlots de parenchyme offrent nettement l'aspect que présente la glande à certains stades du développement embryonnaire. Ces îlots sont constitués par des amas et des cordons pleins. Au sein de ce parenchyme revenu au stade embryonnaire et analogue au parenchyme thyroïdien d'un fœtus du quatrième mois cheminent des capillaires sanguins.

Dans les quatre premières observations, le goitre exophtalmique succède immédiatement au rhumatisme et, presque sans transition le malade devient un Basedowien.

Dans les observations V et VI, la succession est moins rapide, et la maladie de Basedow n'est complètement constituée qu'un an ou deux après la cessation des fluxions articulaires.

Dans l'observation VII, le rhumatisme est antérieur de trois ans au goitre exophtalmique, et les symptômes de celui-ci n'apparaissent qu'à la suite de gros ennuis. Aussi, un observateur non prévenu, serait peut-être tenté de considérer ces derniers comme le facteur étiologique unique. Cependant sans nier leur importance et tout en leur accordant la place qui leur est due, il est impossible de les considérer comme seuls en cause ici, étant donné d'une part ce que nous savons déjà du rôle du rhumatisme dans l'apparition de la maladie de Basedow et, d'autre part ce que nous révèle chez cette malade l'examen histologique. Celui-ci montre au niveau du corps thyroïde des lésions inflammatoires évidentes qui sont certainement sous la dépendance du rhumatisme, seule maladie infectieuse notée dans les antécédents.

Nous relatons ci-dessous une observation de Sergent, où le syndrome basedowien apparaît déjà dans le cours du rhumatisme. On remarquera d'ailleurs dans cette observation que ce syndrome n'est pas définitif, car après six à sept mois de traitement, il ne persiste qu'un léger goitre, les signes d'hyper-ou de dysthyroïdation ayant disparu au moins passagèrement.

OBSERVATION VIII

(E. Sergent, *Société médicale des hôpitaux*, 22 nov. 1907, p. 1281.)

Mme X..., âgée de trente-huit ans, me fait appeler dans la soirée du 20 février 1906. Elle se plaint, depuis la veille, de douleurs aiguës dans les genoux et l'articulation temporo-maxillaire droite. Elle a un peu de fièvre (38°2) et un léger mal de gorge. Les articulations, douloureuses, sont un peu gonflées.

Cette dame a déjà eu, vingt ans auparavant, une crise de rhumatisme aigu des plus intenses qui dura trois mois. Avant cette crise et depuis, elle n'eut jamais aucune maladie.

La mère de la malade, dont je suis également le médecin, a eu plusieurs crises de rhumatisme articulaire aigu et présente depuis plusieurs années les déformations des doigts caractéristiques du rhumatisme chronique.

Je prescris l'immobilisation et l'enveloppement des jointures atteintes dans un pansement au salicylate de méthyle et une potion contenant 4 grammes de salicylate de soude.

Le lendemain matin, la malade attire mon attention sur une gêne un peu douloureuse qu'elle éprouve dans la région antéro-latérale du cou; cette gêne s'accentue dans les mouvements de déglutition; la douleur provoquée par l'exploration de la région thyroïdienne est assez vive. Je redoute l'apparition d'une thyroïdite et je fais appliquer des compresses chaudes, tout en continuant le traitement général prescrit la veille.

Le lendemain, cette gêne douloureuse persiste, mais moins vive; par contre, l'articulation de l'épaule droite est prise, mais l'articulation temporo-maxillaire est presque entièrement libérée; les genoux sont à peu près stationnaires.

La fièvre ne dépasse pas 38°6; l'état général est bon; il n'existe aucune complication viscérale; le cœur est tout à fait intact.

Durant une quinzaine de jours, le signe thyroïdien demeura constant et l'état général resta stationnaire avec une température peu élevée (37°9 à 38°2); cependant, les manifestations articulaires s'étaient assez rapidement atténuées sous l'influence du salicylate de soude; elles avaient disparu complètement le neuvième jour.

Mais dès que la médication salicylique fut interrompue, les genoux devinrent à nouveau gonflés et douloureux; en même temps, d'autres articulations se prirent, les coudes, les tibio-tarsiennes et ainsi de suite durant près de deux mois. Dès qu'une poussée paraissait jugulée et que la médication salicylique était suspendue, une poussée nouvelle ne tardait pas à éclater et, chaque fois, les genoux étaient pris d'une façon prédominante. *Chaque fois aussi* — et ce fait doit être souligné — *le gonflement douloureux des lobes thyroïdiens se manifestait à nouveau.*

Cependant, aucune localisation viscérale ne fut constatée à

aucun moment ; le cœur, notamment, ne présenta aucun signe d'altération.

La convalescence fut très lente, très pénible et la malade resta plusieurs semaines très lasse, très déprimée, très anémiée.

Elle devint très nerveuse, se plaignit d'insomnies rebelles, de bouffées de chaleur, de palpitations. Le cœur battait violemment et très rapidement, mais jamais aucune modification de rythme, aucun bruit anormal, aucun signe de cardiopathie ne put être constaté. Le pouls battait de 120 à 160 pulsations à la minute. Il y eut de la polyurie, sans glycosurie ni albuminurie, de l'anoxerie, des sueurs profuses. Dès que la malade put se lever, elle ne tint plus en place, éprouvant le besoin de changer de fauteuil, de chambre. Puis elle continua de maigrir, au point de perdre une vingtaine de livres en un mois, et cependant elle ne pouvait plus fermer ses cols ; son cou, en effet, avait pris un développement excessif ; les deux lobes thyroïdiens avaient chacun le volume d'une mandarine et se dessinaient globuleux et tendus sous la peau ; en même temps, les yeux paraissaient beaucoup plus saillants et le regard devenait brillant. A aucun moment, les fonctions menstruelles ne furent troublées. Toutefois, l'état général se releva peu à peu et la malade put reprendre, avec quelques ménagements, sa vie mondaine. Un jour, elle fut frappée par un très léger tremblement qui apparaissait lorsqu'elle était debout depuis quelques instants ou qui se montrait sous la forme d'un mouvement de pédales lorsqu'elle était assise, les jambes fléchies à angle droit sur les cuisses. Elle me fit constater ce tremblement qui persista pendant plus d'un mois.

Or, je cherchai à combattre ces accidents en soumettant la malade à une surveillance et à une hygiène rigoureuse. Le repos à la campagne, l'hydrothérapie tiède, le massage général, la valériane, le salicylate de soude et surtout l'iodalose administrée durant trois mois eurent une influence heureuse. Peu à peu, les signes d'hyperthyroïdation s'atténuèrent et disparurent ; la tachycardie, l'excitabilité nerveuse, la saillie des globes oculaires, l'amaigrissement et tous les autres signes associés s'effacèrent en même temps que l'hypertrophie thyroïdienne régressait légèrement. Cependant, cette dernière n'a jamais disparu complètement. Aujourd'hui, tous les accidents ont entièrement cessé depuis six mois; aucun signe d'hyperthyroïdation ne persiste; le pouls bat régulièrement 70 à 75 fois, le cœur est calme et tout à fait normal, l'embonpoint est revenu, les troubles nerveux font absolument défaut; l'état général est certainement meilleur qu'il ne l'était avant la crise de rhumatisme; seule persiste encore une hypertrophie manifeste de la glande thyroïde; elle est moins forte qu'elle n'a été, mais elle demeure stationnaire et a cessé de régresser depuis six mois, c'est-à-dire depuis la fin des accidents d'hyperthyroïdation; il semble donc que cette hypertrophie n'indique plus un excès de développement glandulaire et on peut admettre qu'elle est constituée par un tissu indifféreut.

Nous ferons remarquer que cette malade avait eu déjà dans sa jeunesse une première attaque de rhumatisme articulaire. Mais c'est seulement lors d'une seconde atteinte que le corps thyroïde est lésé et qu'apparaissent les symptômes d'une maladie de Basedow. Dans certains cas, soit que l'infection n'ait pas été assez intense, soit que le sujet présente une résistance particulière, soit pour toute autre raison, il semble que plusieurs poussées de rhumatisme soient nécessaires pour déterminer le syndrome basedowien.

Voici trois autres observations qui, à ce point de vue, peuvent être rapprochées de la précédente.

OBSERVATION IX (résumée).

(Vincent, *Société médicale des Hôpitaux*, 22 novembre 1907, p. 1290.)

Le nommé B..., Daniel, âgé de vingt-quatre ans, cultivateur, entre à mon service du Val-de-Grâce, le 30 mars 1906, pour « palpitations et dyspnée ». Il est né d'une mère morte d'excès alcooliques et d'un père rhumatisant atteint de maladie du cœur. Rien de particulier chez ses collatéraux.

Dans les antécédents personnels de ce malade, on note la diphtérie dans la première enfance et la scarlatine à l'âge de dix ans. A quinze ans, apparut une première crise de *rhumatisme articulaire aigu généralisé*. Il eut une forte fièvre et dut garder le lit pendant un mois.

Son rétablissement fut cependant complet.

Il fut accepté au Conseil de revision. C'est un sujet de taille moyenne, bien musclé, non anémié. Il nous raconte qu'il fut atteint, en 1905, d'une « grippe intestinale » pendant un séjour dans sa famille.

Quelques mois après, il eut une deuxième atteinte de *rhumatisme polyarticulaire, légèrement fébrile.*

Enfin, au mois de janvier 1906, apparut une *troisième crise de rhumatisme*, ayant intéressé surtout les articulations des membres inférieurs; c'est alors qu'apparut le basedowisme.

Antérieurement à cette époque, il n'avait ressenti aucun trouble anormal qui pût faire présumer le goitre exophtalmique. Il faisait sans difficulté les marches et les exercices militaires. Son cou n'était pas gros. Il n'avait pas de palpitations et sa santé était normale.

Or, à partir de la dernière atteinte rhumatismale, il commença à éprouver une sensation de gêne précordiale, de l'oppression, des palpitations. En même temps, il s'aperçut que son cou avait grossi et qu'il ne pouvait plus boutonner le col de sa chemise.

L'état du malade, quand je fus appelé à l'examiner, était, en effet, celui d'un basedowien au début. Les deux lobes du corps thyroïde sont saillants; les artères du cou battent visiblement. Les yeux sont brillants, quoique peu procidents.

Il existe des palpitations, de la tachycardie, une impulsion cardiaque violente.

On constate un tremblement léger et régulier des doigts, des crises de sueurs, de la céphalée frontale.

Aucune lésion du cœur, dont l'auscultation fait entendre un souffle mésosystolique bruyant, instable, variant suivant la position du malade et suivant les moments.

OBSERVATION X (résumée).

(Vincent, *Société médicale des Hôpitaux*, 22 novembre 1907, p. 1290.)

Ce cas concerne un jeune soldat de vingt et un ans, nommé N..., Leon, cultivateur de profession. Il fut hospitalisé le 4 mars 1907, dans mon service pour « palpitations ».

C'est un homme bien constitué, robuste, mais un peu maigre. Il pèse 69 kilogrammes et mesure 1 m. 76.

L'examen médical révèle chez lui les attributs du goitre exophtalmique : tuméfaction de chacun des lobes du corps thyroïde (circonférence du cou, 42 centimètres); éclat particulier du regard et difficulté de la convergence des yeux; palpitations, dyspnée d'effort, légère sensation d'angoisses précordiale; tachycardie (88-94 pulsations); tremblement à oscillations régulières des doigts, apparaissant par accès, et nul à certains jours.

On relève, en outre, chez ce malade, des céphalées frontales, de l'irritabilité de caractère. Pas de signe d'hystérie.

L'examen du cœur n'y révèle qu'un souffle télésystolique et apexien, et un souffle plus rude, diastolique, mésocardiaque, d'intensité très variable suivant les jours, non modifié par la position d'Azoulay. La pression sanguine est normale (17 millimètres).

Les antécédents de ce malade présentent, comme ceux des observations qui précèdent, un intérêt tout particulier. *Son père est rhumatisant habituel;* il a, tous les deux ou trois ans, du rhumatisme articulaire aigu.

Quant au malade N..., lui-même, il a hérité d'une prédisposition remarquable au rhumatisme. *Depuis l'âge de six ans, il est atteint, en effet, tous les deux ans, de crises de rhumatisme articulaire,* parfois compliqué de fièvre, et intéressant surtout les articulations des membres inférieurs.

Sa dernière atteinte remonte au mois de janvier 1907. A cette époque, il avait été soigné dans mon service pour un rhumatisme prolongé, fébrile (39°5 à son arrivée) et ayant duré un mois; je pus constater chez ce malade le *signe thyroïdien* à un degré notable, ainsi que la *persistance d'une tuméfaction légère de son corps thyroïde,* au moment où, guéri de son rhumatisme, il partait en convalescence.

La circonférence du cou, à la base, était alors de 41 centimètres.

Aussitôt après son congé de convalescence, N..., ainsi que je l'ai dit, rentrait de nouveau dans mon service, présentant les symptômes du goitre exophtalmique.

Il s'était bien porté à son arrivée dans sa famille mais, *quelques jours après commencèrent à apparaître des palpitations, l'essoufflement, l'asthénie, la thermophobie,* et l'ensemble des symptômes subjectifs qui, avec l'hypertrophie du corps thyroïde, avaient vivement frappé l'attention de ce malade et ne laissaient pas de doute sur la nature de son affection.

OBSERVATION XI (inédite).

(Recueillie à la consultation de laryngologie du professeur Collet.)

Marie T..., dix-huit ans, vient se faire soigner pour une rhinite hypertrophique.

Mère bien portante. Son père est très rhumatisant, il a eu dernièrement une attaque de rhumatisme articulaire aigu ayant duré sept mois.

A l'âge de six ans, la malade eut une première atteinte de rhumatisme articulaire aigu ayant duré quatre mois.

A douze ans, nouvelle poussée de rhumatisme, qui cesse au bout d'un mois.

Depuis lors, presque chaque année, quelquefois tous les six mois, la malade a des poussées subaiguës de rhumatisme évoluant pendant quinze jours ou trois semaines.

Une fois ou deux, les fluxions articulaires ont alterné avec de l'érythème noueux.

La malade a remarqué que son cou grossissait légèrement depuis deux ans environ.

Depuis la même époque, elle souffre de palpitations et de dyspnée d'effort.

A l'examen, on constate une exophtalmie très marquée et du défaut de convergence des globes oculaires. Le signe de Stelwag et le signe de de Graefe font défaut.

Le corps thyroïde est hypertrophié dans son ensemble, de consistance ferme.

Tremblement caractéristique :

Au cœur : les deux bruits sont normaux, bien frappés. Le rythme est rapide, oscillant entre 104 et 110 pulsations. Le pouls est peu tendu.

La malade a fréquemment des sueurs abondantes et se plaint d'une sensation de chaleur continuelle.

Elle est émotive, impressionnable et d'humeur très changeante.

L'examen des poumons ne révèle rien d'anormal.

Les urines ne contiennent pas d'albumine.

D'autrefois, il s'agit non pas d'un rhumatisme très aigu avec grande réaction thermique, mais d'un rhumatisme subaigu, peu fébrile, à l'évolution prolongée, comme chez la malade de Guinon.

OBSERVATION XII

(Guinon, *Soc. méd. des Hôp.*, 29 novembre 1907.)

Mlle X... a subi une première atteinte de rhumatisme articulaire généralisé à l'âge de quatorze ans, qui débuta par les genoux et s'accompagna d'épanchement dans plusieurs jointures. Depuis lors, tous les deux ans, elle a eu une nouvelle poussée généralement subaiguë et qui l'immobilise plusieurs semaines.

Je l'ai soignée pour la première fois à la fin de l'année 1905, alors qu'elle était mariée depuis plusieurs mois. A cette époque, elle fut prise brusquement de rhumatisme rapidement généralisé mais presque apyrétique et relativement peu douloureux.

Les quatre membres furent pris, particulièrement aux coudes, aux genoux, et aux poignets. Toutes ces jointures eurent de l'hydarthrose, celle des genoux fut particulièrement abondante, et dura, tout en diminuant, plusieurs semaines. L'un des poignets resta aussi longtemps atteint. L'état digestif était bon, le cœur était intact et la malade pouvait se lever.

Le salicylate et l'aspirine eurent peu d'effet si ce n'est la légère atténuation des douleurs déjà très modérées ; le citron parut mieux réussir, mais je n'obtiens réellement la régression des arthropathies qu'en injectant chaque jour 5 à 10 centimètres cubes d'iodophénique Declat, puis 3 centimètres cubes de lipodol d'Ofay.

Au printemps, cette jeune femme n'avait plus trace de rhumatismes, mais elle ne retrouva l'apparence de la santé qu'après plusieurs mois de séjour à la campagne. L'hiver 1906-1907 se passa sans accidents. En mars 1907 elle eut une grippe fébrile avec vomissements et fut quinze jours malade en mon absence. C'est peu de temps après, au mois d'avril, qu'on note les premiers symptômes de la maladie de Basedow.

Le premier fut une gêne de la déglutition, une sensation de boule au cou, qui faisait croire à la malade qu'elle n'avait pas bien avalé. L'exophtalmose d'intensité moyenne, la tachycardie et le tremblement complétèrent rapidement le syndrome, le gonflement du cou resta très modéré. Le salicylate de soude à la dose de 2 grammes par jour pendant une semaine parut atténuer les malaises. Parallèlement, je donnai l'hémato-éthyroïdine.

Cette femme se trouvait notablement mieux, lorsque au mois de juin, elle éprouva des douleurs dans les genoux. Elle partit cependant en auto pour la Belgique et, le 15 juillet, prenait le lit à Bruxelles, immobilisée par un rhumatisme généralisé, même aux hanches.

L'état des genoux était tel qu'on les immobilisa dans un appareil plâtré; il y eut, comme dans les précédentes atteintes de l'hydarthrose et peu de fièvre. Rien au cœur.

Le salicylate paraît avoir été sans efficacité et, en revanche il a produit des accidents de syncope d'allure grave, et l'amélioration n'est survenue qu'après l'usage des injections d'iophénique. Je n'ai pas revu la malade à l'heure actuelle, mais on me dit qu'elle présente encore les symptômes de la maladie de Basedow atténuée.

Il est des cas où le rhumatisme est aidé dans ses déterminations thyroïdiennes par une autre maladie infectieuse, la fièvre typhoïde notamment, dont Coissard a montré récemment l'action sur la glande thyroïde. Les faits suivants en sont des exemples:

OBSERVATION XIII (résumée.)

(Boetau, *in* thèse Pilet-Flouet : obs. V.)

Femme de vingt-sept ans. Dans ses antécédents héréditaires on note plusieurs parents névropathes. Père buveur. Mère nerveuse et violente s'est suicidée à quarante-six ans. Frère très impressionnable. Grand'mère atteinte de tremblement généralisé.

Personnellement, la malade eut un rhumatisme articulaire aigu à dix-neuf ans.

En 1888, fièvre typhoïde soignée à l'hôpital Tenon pendant quatre mois.

A la suite de sa fièvre typhoïde, la malade eut une nouvelle attaque de rhumatisme articulaire. Six mois après l'exophtalmie commence à apparaître, puis le goitre, puis les palpitations. Concurremment avec ces symptômes se montrent des phénomènes neurasthéniques.

Etat actuel : 1891. Au cœur, on constate un galop.

Le foie déborde d'un travers de doigt.

Goitre peu considérable.

Exophtalmie très marquée (signe de de Graefe).

Pas de tremblement. Effondrement des jambes sans phénomènes paralytiques.

Faiblesse persistante. Diarrhée séreuse.

La malade présente des troubles mentaux consistant en diminution de la mémoire, apathie, indifférence, etc.

OBSERVATION XIV (résumée).

(In thèse Coissard : obs. IX.)

B..., vingt-deux ans, entre à Desgenettes le 18 septembre 1897 pour une dothiénentérie.

Sa mère est rhumatisante.

Personnellement, le malade eut à seize ans une attaque de rhumatisme articulaire aigu suivie de quelques accès de tachycardie.

En février 1897, premier séjour à l'hôpital jusqu'au 2 mars pour du rhumatisme compliqué d'endocardite dont il ne resta aucune trace.

Il revient en septembre 1897 pour une fièvre typhoïde. Le 29 novembre, en pleine convalescence, le malade attira l'attention sur son cou qui avait grossi. Il est impossible de savoir s'il avait un commencement de goitre avant la tuméfaction actuelle de sa thyroïde. On constate en même temps de l'exophtalmie et du tremblement.

Cet état persiste après sa sortie de l'hôpital.

Ce malade refait quelque temps plus tard un nouveau séjour à Desgenettes pour une troisième atteinte de rhumatisme articulaire aigü. Son goitre exophtalmique persistait, quoique un peu atténué.

Dans l'observation XIII la malade, quoique ayant eu auparavant des fluxions articulaires ne présente le syndrome Basedowien qu'après une seconde poussée de rhumatisme, qui elle-même est précédée d'une fièvre typhoïde.

Dans l'observation XIV, on note deux attaques de rhumatisme, mais c'est seulement à la fin d'une dothiénentérie survenue deux mois et demi après la seconde attaque, que la maladie de Basedow fait son apparition.

Ici, le rôle du rhumatisme paraît moins net, mais si on ne lui accorde pas le rôle de cause déterminante, il serait injuste, après ce que nous ont montré les observations précédentes, de lui refuser toute action. Il est probable que dans ce cas, la typhoïde a trouvé au niveau du corps tyroïde un terrain tout préparé et modifié par les infections rhumatismales antérieures.

Voici maintenant deux observations d'un ordre un peu différent ; il s'agit de goitres Basedowifiés.

OBSERVATION XV

(*In* thèse Marie, Paris, 1883, obs. V.)

F..., vingt-cinq ans, réglée à treize ans.

A quinze ans, goitre ; à dix-huit ans, se marie et devient

enceinte; depuis lors, le goitre grossit progressivement par poussées; trois enfants.

Décembre 1882. — Rhumatisme articulaire aigu; depuis, palpitations plus violentes.

Janvier 1883. — Goitre moyen; pas d'exophtalmie. Période de boulimie alternant avec du dégoût des aliments. Accès de diarrhée. Il y a deux ans, sueurs continuelles. Tremblement des membres supérieurs. Accès de toux avec cornage.

Pouls petit, dépressible, 110, 120, parfois irrégulier.

Cœur : matité semble augmentée. Souffle doux au premier temps et fort à la base, au niveau du bord droit du sternum.

Depuis trois ans, œdème à plusieurs reprises, très marqué actuellement.

OBSERVATION XVI (résumée).

(*In* thèse Sainte-Marie, Paris, 1886-1887, obs. I.)

M... Jeanne, cinquante-deux ans.

Mère morte à cinquante-cinq ans d'une fièvre cérébrale. Père mort d'une affection chirurgicale. Cinq frères et sœurs sont morts en bas-âge d'affections indéterminées. La malade a quatre enfants en bonne santé. Elle a perdu une fille de tuberculose pulmonaire et deux autres enfants de bronchopneumonie.

Elle a eu trois fausses couches.

De seize à vingt et un ans, trois attaques de rhumatisme articulaire. Mariée à dix-neuf ans. A vingt-cinq ans, son cou commence à grossir et s'accroît par poussées à chaque grossesse. Quelques palpitations.

A part cela, sa santé est bonne jusqu'à la ménopause. A ce moment, elle fait une maladie que son médecin appelle névrose rhumatismale. Elle reste trois mois au lit, et c'est pendant ce temps-là que s'est confirmée la maladie de Basedow avec sclérodermie et sclérodactylie. La malade a un goitre, de l'exophtalmie, de la tachycardie. Rien autre à noter.

Dans l'observation XVI, les signes de Basedowisme ne se manifestent que très tard après l'apparition d'un goitre. Celui-ci était survenu à vingt-cinq ans, et ce n'est qu'à la ménopause après une maladie qualifiée de « névrose rhumatismale » qu'il se Basedowifie.

Il est à remarquer, d'ailleurs, qu'ici le rhumatisme est également en cause dans la genèse du goitre simple dont la malade était porteuse depuis l'âge de vingt-cinq ans, puisque celle-ci avait eu quatre ans auparavant trois violentes attaques de rhumatisme articulaire aigu. Elles eurent pour résultats à ce moment une simple hypertrophie thyroïdienne sans signe d'hyperthyroïdisation. C'est seulement bien plus tard, à l'occasion d'une nouvelle atteinte rhumatismale, que celle-ci se dévoila.

Dans l'observation XV, le goitre est constaté à quinze ans. Le Basedowisme apparaît plusieurs années après, succèdant immédiatement à un rhumatisme articulaire.

Ces deux cas nous paraissent assez démonstratifs et mettent suffisamment en évidence la possibilité pour un goitre de se Basedowifier sous l'influence de l'infection rhumatismale. On peut y joindre l'observation XXV rapportée dans la seconde partie de ce travail où existait un goitre retro-sternal ignoré de la malade, mais présentant tous les caractères d'un goitre ancien. A l'occasion d'une attaque de rhumatisme polyarticulaire prolongé, apparaissent rapidement le syndrome Basedowien et des signes de cardiopathie terminés par une asystolie mortelle.

Nous pourrions relater encore un grand nombre de cas

maladie de Basedow à étiologie rhumatismale. Nous nous bornerons là. Dans la seconde partie de ce travail on en trouvera d'ailleurs d'autres aussi probantes qui nous serviront à montrer l'action du rhumatisme dans l'apparition de l'asystolie Basedowienne.

Le rhumatisme articulaire aigu et subaigu doit donc être considéré comme une cause du goitre exophtalmique.

C'est en outre une cause fréquente, puisque sur 259 cas, nous avons pu constater 63 fois l'étiologie rhumatismale, soit une proportion de 25 pour 100 environ.

Aucune des autres maladies infectieuses ne peut lui être comparée à ce point de vue.

Il est également capable de transformer un goitre simple en goitre Basedowifié, ainsi que nous l'ont montré les observations XV, XVI, XXV, mais il nous est impossible de dire s'il s'agit là d'une étiologie très commune, puisque nous n'avons pu réunir que ces trois cas.

CHAPITRE III

PATHOGÉNIE

Bien qu'actuellement sa cause soit encore inconnue, et bien qu'aucun agent microbien n'ait pu être définitivement placé à son origine, tous les auteurs sont néanmoins d'accord pour considérer le rhumatisme articulaire aigu comme une maladie infectieuse. Il en présente tous les caractères, et l'étude relativement récente des pseudo-rhumatismes infectieux ne peut que confirmer cette conception.

C'est à ce titre de maladie infectieuse qu'il est susceptible de léser le corps thyroïde, à l'instar de la thyphoïde, la variole, la tuberculose, la scarlatine, etc..

Cette glande, sous l'influence du rhumatisme est le siège de phénomènes inflammatoires plus ou moins aigus, qui, suivant les cas, réaliseront la thyroïdite rhumatismale de Mollière, Eulenburg, Kocher, Charvot, etc., ou simplement le signe thyroïdien de Vincent.

Mais il arrive souvent que les lésions thyroïdiennes sont telles qu'elles ne peuvent retrocéder. Elles passent alors à l'état chronique, déterminant dans le mécanisme de la sécrétion des troubles aptes à provoquer la maladie de Basedow.

La preuve en a été donnée histologiquement et expérimentalement par Roger et Garnier à propos de la thyphoïde, la rougeole, la variole, la tuberculose, la scarlatine, etc., affections dans lesquelles, Vincent, après ces auteurs, a signalé l'existence relativement fréquente du signe thyroïdien.

Roger et Garnier ont étudié les modifications histologiques de la glande thyroïde dans ces maladies. Ils concluent ainsi leurs recherches : « Dans les maladies infectieuses, disent-ils, existent des modifications histologiques de la thyroïde pouvant présenter des degrés divers. A un premier degré, la modification consiste seulement en un réveil de l'activité glandulaire toujours affaiblie chez l'adulte. La thyroïde se met alors à sécréter abondamment, elle présente alors un aspect identique à celui des glandes hypérexcitées ; la pilocarpine ou l'iode modifient la thyroïde de la même manière que les maladies infectieuses. Mais, tandis que dans ce cas le processus se borne à une hypersécrétion, l'infection produit parfois des désordres plus grands, les cellules n'évoluent plus selon le mode normal, la matière colloïde perd ses propriétés fondamentales, elle change d'aspect, de forme, de coloration. Enfin dans quelques cas, il y a arrêt de la sécrétion colloïde, après l'hyperthyroïdation et la dysthyroïdation, le processus aboutit à l'athyroïdation.

A côté de ces altérations du parenchyme même de la glande, évoluent parallèlement des lésions interstitielles portant en partie sur les vaisseaux ; hémorragies, artérites, phlébites. »

Les résultats de ces travaux ont été confirmés ultérieurement par Torri qui a retrouvé les mêmes lésions dans un grand nombre de maladies infectieuses.

Ces conclusions sans aucun doute peuvent s'appliquer au rhumatisme articulaire aigu. Ce dernier est capable d'en réaliser au moins les deux premiers termes. Nous avons vu en étudiant le signe thyroïdien et en analysant les observations précédentes qu'il peut déterminer au niveau du corps thyroïde des réactions ayant pour conséquence l'hyperthyroïdation ou la dyothyroïdation et se traduisant par l'apparition du goitre exophtalmique.

Ces phénomènes peuvent même être très précoces, ainsi que l'a signalé Vincent. Cet auteur a remarqué dans certains rhumatismes articulaires, concomitament avec l'hypertrophie thyroïdienne un tremblement fugace qu'il n'hésite pas à mettre sur le compte d'une hyperthyroïdation passagère. Il se demande, à ce propos, si les poussées sudorales du rhumatisme articulaire aigu, qui présentent tant de ressemblance avec des symptômes analogues de la maladie de Basedow, ne peuvent pas être attribués à cette même hyperthyroïdation transitoire.

Il est tenté également de mettre sur le compte de cette dernière, certains troubles du rythme cardiaque tels que la tachycardie et l'arythmie si fréquents dans le rhumatisme.

Ce sont là autant de problèmes intéressants, mais qu'il est bien difficile de résoudre à l'heure actuelle.

Le rhumatisme peut aussi basedowifier un goitre simple comme nous l'ont montré les observations XV, XVI, XXV. Il agit de même ici que lorsqu'il crée de toutes pièces un goitre exophtalmique, c'est-à-dire en provoquant au niveau de la thyroïde une suractivité fonctionnelle plus ou moins intense.

D'ailleurs les maladies infectieuses en général, qu'il s'agisse du rhumatisme articulaire ou de toute autre infection, doivent intervenir plus fréquemment qu'on ne le suppose dans l'étiologie du syndrôme Basedowien se greffant sur un goitre ancien. C'est là tout au moins l'impression que laisse la lecture de quelques observations. Mais nous ne voulons pas nous étendre sur ce point particulier.

Le rhumatisme peut-il réaliser le troisième terme des conclusions de Roger et Garnier et aboutir à l'hypothyroïdie et à l'athyroïdie.

Nous n'en avons jusqu'alors aucune preuve et on ne peut émettre à ce sujet que des hypothèses. Il serait en tout cas intéressant de les vérifier et de rechercher le rôle du rhumatisme aigu et des diverses infections dans cette suppression plus ou moins complète des fonctions thyroïdiennes.

En ce qui concerne le rhumatisme, la vérification de cette donnée serait d'autant plus curieuse qu'elle permettrait, suivant l'expression de Sergent, d'entrevoir la condition pathogénique du passage à l'état chronique de certains rhumatismes aigus. On sait, en effet, qu'actuellement certains auteurs : Lancereaux, Sergent, Claissé, et tout récemment Léopold Levi et Rotschild, mettent sous la dépendance d'une insuffisance thyroïdienne, quelques variétés de rhumatisme chronique qui seraient curables par l'opothérapie. Il y aurait donc quelque importance à rechercher si le rhumatisme articulaire ne peut pas après avoir déterminé de l'hypertrophie thyroïdienne avec hyperthyroïdation aboutir à un état d'épuisement et d'atrophie de la glande qui serait à l'origine d'un rhumatisme chronique ultérieur.

Il reste à rechercher maintenant pourquoi le rhumatisme articulaire détermine une réaction thyroïdienne.

Deux hypothèses sont possibles :

Ou bien, il ne s'agit que d'une localisation secondaire, abarticulaire du rhumatisme.

Ou bien, comme le veulent quelques auteurs, il s'agit d'une réaction de défense provoquée par ce dernier. La thyroïde s'hypertrophierait dans les diverses maladies infectieuses et en particulier dans le rhumatisme, comme s'hypertrophie la rate dans la typhoïde, disent-ils, c'est-à-dire pour seconder l'organisme dans sa lutte contre les intoxications d'origine microbienne ou contre les agents pathogènes eux-mêmes.

La première interprétation nous paraît de beaucoup la plus logique et la plus conforme aux faits. Des arguments d'ordres divers plaident en sa faveur : tout d'abord l'allure et la marche de la fluxion thyroïdienne qui comme les fluxions articulaires est mobile, fugace, apparaissant et disparaissant avec elles, et pouvant réapparaître à l'occasion d'une recrudescence.

On peut également invoquer l'action heureuse du salicylate de soude sur la tuméfaction thyroïdienne. Tous les auteurs, ainsi que nous le verrons, sont d'accord sur ce point, et les chirurgiens qui décrivirent la thyroïdite rhumatismale : Kocher, Bernardy, etc., de même que Vincent qui décrivit le signe thyroïdien, insistent sur ce fait : que le salicylate jugule aussi bien la fluxion thyroïdienne que les fluxions articulaires.

Un troisième argument d'ordre anatomo-pathologique est encore plus probant. L'examen histologique en effet, a révélé à Roger et Garnier, dans les infections, des lésions thyroïdiennes qui sont celles de l'inflammation : endartérites et périartérites, dilatations vasculaires, abondante production de petites cellules inflammatoires. Dans les cas de maladies de Basedow, le microscope décèle au niveau du corps thyroïde, des lésions semblables. Elles sont évidemment beaucoup moins vives puisqu'il s'agit d'un processus à lente évolution, mais elles n'en sont pas moins révélatrices de phénomènes inflammatoires; et les lésions des artères et du tissu conjonctif interstitiel, de même que les néoformations glandulaires, constituent des lésions analogues à celle que l'on constate dans toute inflammation subaiguë ou chronique.

En faveur de la seconde hypothèse, plaident certaines notions récentes sur la physiologie du corps thyroïde.

C'est ainsi que R. Turro a montré que le suc thyroïdien normal peut digérer et dissoudre presque instantanément le bacille charbonneux, le bacille virgule et le bacille typhique.

Léopold Lévi et Rotschild ont publié l'observation d'un sujet hypothyroïdien, atteint depuis six mois d'amygdalites à répétition et qui guérit de ces dernières par l'opothérapie thyroïdienne.

Charrin, de son côté, a signalé la tendance aux infections des sujets privés de corps thyroïde.

Vincent invoque l'argument suivant d'ordre clinique. Il a observé un certain nombre de rhumatisants, chez lesquels le signe thyroïdien, plus ou moins accusé au début de l'affection, disparaissait très rapidement, malgré la persistance à l'état aigu des déterminations articulaires. Or, en pareil cas, il s'agissait presque toujours de rhumatismes tenaces, prolongés.

Aussi, il estime « que ce contraste entre l'intensité des douleurs articulaires et de la température, et la brièveté et l'insuffisance de la réaction thyroïdienne constitue un pronostic fâcheux ». L'absence de tuméfaction thyroïdienne signifierait absence de réaction défensive et, par suite : prolongation du rhumatisme. Elle traduirait un état d'infériorité congénital ou acquis de la glande thyroïde qui serait, de ce fait, complètement ou partiellement incapable de lutter contre l'infection.

Aux partisans de la théorie de la réaction thyroïdienne défensive, on peut objecter que leur hypothèse repose sur des bases bien fragiles, parce que les faits sur lesquels ils veulent l'étayer sont encore trop peu nombreux pour entraîner la conviction. Ils sont d'ailleurs fortement ébranlés par les résultats expérimentaux de Roger et Garnier. Ces deux auteurs ayant pratiqué la thyroïdectomie sur sept lapins, ont étudié comparativement l'action des microbes vivants et des toxines sur ces animaux et des témoins. Or, ils ont constaté que la thyroïdectomie ne semble pas changer la résistance de ces animaux vis-à-vis de l'infection.

Quelle que soit la pathogénie admise, il n'en reste pas moins établi que le rhumatisme articulaire détermine très souvent au niveau de la thyroïde des modifications plus ou moins profondes.

Celles-ci, dans quelques cas, soit que l'infection rhumatismale ait été intense, soit que le sujet présente une prédisposition spéciale, peuvent atteindre un degré tel qu'il leur est impossible de rétrocéder. Il en résultera alors des troubles sécrétoires permanents, ayant pour conséquence l'apparition d'un goître exophtalmique.

Nous résumerons ainsi cette étude étiologique :

La maladie de Basedow n'a pas une étiologie et une pathogénie univoques. Fréquemment commandée par un état nerveux héréditaire ou acquis, relevant d'autre fois de lésions du bulbe ou du sympathique, elle est très souvent engendrée par des maladies infectieuses antérieures, déterminant au niveau de la glande thyroïde des modifications histologiques et sécrétrices définitives.

Parmi celles-ci, le rhumatisme articulaire aigu ou subaigu occupe de beaucoup la première place. On le constate dans le quart des cas environ.

Les autres maladies infectieuses ne viennent qu'assez loin après lui, telles sont : la typhoïde, la scarlatine, la variole, la grippe et la tuberculose, dont le rôle a été récemment mis en lumière par Poncet, dans la thèse de Dumas.

Il est difficile d'expliquer cette prédominance de

l'infection rhumatismale sur les autres infections. A côté peut-être de qualités spéciales hypothétiques inhérentes à son microbe inconnu, il faut surtout, croyons-nous, invoquer le fait que le rhumatisme fait partie de la grande famille arthritique dont on connaît l'influence considérable sur la génèse des maladies nerveuses. C'est sans doute pour la même raison, c'est-à-dire parce qu'ils sont tout particulièrement prédisposés aux névroses, que certains rhumatisants deviendront des basedowiens, alors que d'autres, dépourvus de cette tare, resteront indemnes.

DEUXIÈME PARTIE

ROLE DU RHUMATISME ARTICULAIRE AIGU OU SUBAIGU DANS L'APPARITION DE L'ASYSTOLIE MORTELLE AU COURS DE LA MALADIE DE BASEDOW

CHAPITRE IV

CAUSES DE L'ASYSTOLIE MORTELLE DANS LA MALADIE DE BASEDOW

L'importance des manifestations cardiaques dans le goitre exophtalmique a été mise en lumière dès le début, par les premiers observateurs qui ont décrit cette affection et tous furent d'accord pour considérer la tachycardie comme un des symptômes cardinaux.

Une des premières interprétations pathogéniques de la maladie de Basedow reposait même sur cette notion; c'est ainsi que Graves, Stockes, avaient élaboré une théorie, dite cardiovasculaire, dans laquelle ils concluaient à l'origine cardiaque de la maladie. Pour eux, les troubles circulatoires consécutifs à la tachycardie commandaient l'apparition du goitre et de l'exophtalmie.

On sait que cette théorie est aujourd'hui abandonnée,

mais si on refuse aux troubles cardiaques un rôle pathogénique, tout le monde est d'accord pour reconnaître la valeur diagnostique que leur confère la place qu'ils occupent dans la symptomatologie.

En outre, tous les auteurs, depuis Parry, Graves, Basedow, Trousseau, etc., ont montré que ces perturbations cardiaques peuvent, dans certains cas, acquérir une prédominance telle qu'elles impriment à l'affection des caractères particuliers et qu'elles aggravent singulièrement le pronostic en acheminant le malade vers une asystolie mortelle.

La première observation publiée, celle de Parry que nous rapporterons plus loin, en était un exemple typique.

La mort par asystolie est donc un mode de terminaison possible de la maladie de Basedow. C'est même pour certains une des causes les plus fréquentes de la mort dans cette affection.

Mais quelles sont les conditions de son apparition. Pourquoi se montre-t-elle chez tel malade et non pas chez tel autre. Il est classique de placer à son origine deux ordres de causes.

Le plus fréquemment, l'asystolie mortelle est actionnée à la fois par la tachycardie et par des lésions organiques du cœur, surajoutées, indépendantes de la maladie de Basedow et qui peuvent être, suivant les cas antérieures, concomitantes ou ultérieures à l'apparition de cette dernière. Celles-ci en amoindrissant de façon plus ou moins considérable la résistance du cœur, favorisent l'action fâcheuse de la tachycardie et déterminent ainsi une asystolie fatale.

Ceci n'avait échappé ni à Graves ni à Stockes qui avaient pu constater plusieurs fois à l'autopsie des lésions endocardiques. Trousseau fait la même constatation, et à ce propos, il rapporte dans ses cliniques les sept autopsies résumées dans le mémoire de Withusen dont cinq révélaient des lésions valvulaires d'intensité variable.

Germain Sée insiste particulièrement sur la fréquence de ces lésions et s'efforce de démontrer que d'elles surtout dépend l'asystolie. Il en a rencontré de très nombreux cas, dit-il, et a pu rassembler dix observations personnelles de lésions valvulaires mitrales ou aortiques.

Ultérieurement, Milliard, Lescaut, Potain et Mayzèle signalent l'association fréquente d'une maladie de Basedow et d'une cardiopathie.

Plus récemment, notre ami, le Dr Froment, dans une thèse sur les cardiopathies valvulaires compliquées de Basedowisme, a appelé de nouveau l'attention sur ce point. Il a montré que les lésions endocardiques coexistantes peuvent être diverses, tantôt légères, se réduisant à une simple sclérose valvulaire, tantôt plus marquées et déterminant des insuffisances ou des rétrécissements orificiels, elles ont dans tous les cas une action néfaste sur la marche de la maladie qu'elles dirigent plus ou moins rapidement vers l'asystolie et la mort.

Mais la coexistence d'une cardiopathie est-elle indispensable, et la tachycardie n'est-elle pas capable de provoquer seule une asystolie mortelle?

Oui, répondent les classiques ; et tous les auteurs qui

accordent aux lésions cardiaques concomitantes un rôle important dans l'apparition de cette dernière, réservent cependant une place assez considérable à l'asystolie mortelle déterminée par la seule tachycardie. C'est l'avis de Stockes, Trousseau, Duroziez, Constantin Paul, Rendu. Germain Sée, lui-même, s'y range.

C'est également l'opinion que l'on trouve exprimée dans tous les traités classiques actuels.

Or, c'est là, croyons-nous une conception purement théorique, et qui n'est étayée sur aucun fait suffisamment probant. Dans le but de la vérifier, nous avons consulté 259 observations de maladies de Basedow, publiées dans différentes thèses. Sur ce nombre, nous avons trouvé 30 cas de mort par asystolie et dans aucun il n'est possible de mettre celle-ci sur le compte de la tachycardie seule. Dans chacune de ces observations sont mentionnées des lésions cardiaques ou extracardiaques capables d'expliquer pourquoi l'asystolie a déterminé la scène.

La cardiopathie est le plus communément réalisée par une endocardite ancienne ayant terminé des lésions valvulaires d'ordre divers.

Sur 30 cas, nous avons relevé 5 lésions aortiques, 12 lésions mitrales, et 3 fois une double lésion aortique et mitrale. Elles sont souvent très accentuées et se sont révélées pendant la vie par les signes physiques appropriés. D'autrefois, elles sont peu intenses, déterminant seulement de la sclérose valvulaire et un faible degré d'insuffisance ou de rétrécissement échappant à l'auscultation.

Plus rarement, il s'agit de myocardite.

Ce peut être une myocardite subaiguë évoluant encore comme dans deux de nos observations (obs. XXIV, XXV), ou bien une sclérose interstitielle, reliquat d'une inflammation éteinte.

Quelquefois, le Basedowien est en même temps un Brightique avec hypertension et gros cœur, témoin l'observation de Trousseau (*Clinique médicale de l'Hôtel-Dieu*, 7e édition, 1885, p. 587). On conçoit qu'en pareil cas la tachycardie a beau jeu et ne peut que hâter vers l'asystolie l'évolution naturelle d'une telle maladie.

Dans une observation de la thèse de Mignon (obs. XCVII) la mort est due à une péricardite tuberculeuse constatée à l'autopsie.

D'autrefois, le cœur est sain, mais l'asystolie apparait du fait de la gêne apportée à la circulation par des affections diverses.

La pleurésie peut réaliser ce mécanisme.

Duroziez en a rapporté une observation dans son *Traité des maladies du cœur*. Il s'agit d'une femme qui, depuis deux ou trois ans se plaint de palpitations mais ne présente des signes d'asystolie véritable que depuis quelques jours. Elle meurt peu après son entrée à l'hôpital, et on constate « un épanchement considérable de sérum dans la cavité droite avec fausses membranes et rétraction du poumon. » Le professeur Jaboulay nous a communiqué l'observation d'une de ses malades ayant présenté de l'asystolie terminale et à l'autopsie de laquelle on constata, avec un léger degré de sclérose mitrale, un épanchement purulent dans la plèvre droite.

Dans quelques cas, l'asystolie résulte de compressions médiastinales. Il existe deux observations semblablables dans la thèse de Mignon (obs. XC et XCV *in* thèse Mignon), où le cœur ne présentait aucune lésion, mais où existaient des phénomènes de compression des nerfs et surtout des gros vaisseaux de la base du cœur, dus à un goitre plongeant dans le premier cas, et à d'énormes ganglions trachéo-bronchiques dans le second.

En résumé, nous n'avons trouvé aucune observation où la mort put être attribuée à la tachycardie seule. Nous ne tenons pas compte, bien entendu, de celles où l'examen histologique du cœur n'a pas été noté. Elles perdent de ce fait, toute valeur, les lésions myocardiques ne pouvant être révélées que par le microscope. C'est ainsi que chez le malade de l'observation XXIV, mort en asystolie trois mois après une attaque de rhumatisme ayant déterminé l'apparition d'une maladie de Basedow le cœur paraissait sain sur la table d'autopsie, mais l'examen histologique vient nous montrer des lésions très nettes de myocardite subaiguë.

Si la maladie de Basedow isolée, en dehors de toute autre cause de perturbation cardiaque, n'aboutit pas à l'asystolie mortelle, elle est toutefois capable de créer de temps à autre des accidents asystoliques, mais, fait important, ils sont toujours transitoires, fugaces ; ils cèdent au traitement et n'amènent pas la mort.

A ce propos, les deux observations classiques de Debove sont intéressantes à rappeler (Debove : Société médicale des Hôpitaux de Paris, 26 mars 1880). Chez ses deux malades, il s'agissait d'asystolie bien caractérisée avec arythmie, œdème des membres inférieurs, ascite, râles des bases. A aucun moment, l'auteur ne constata de souffle au cœur, même ultérieurement quand le rythme fut régulier et ralenti. Ces accidents cédèrent rapidement au traitement digitalique et les malades sortirent de l'hôpital parfaitement guéris. On peut trouver d'assez nombreux exemples semblables, notamment dans la thèse de Lescaut et dans le traité de Friedreich.

Les faits d'asystolie au cours du goitre exophtalmique peuvent donc être divisés en deux catégories :

1° Les faits d'asystolie passagère ;

2° Les faits d'asystolie mortelle.

Les faits d'asystolie passagère, dans lesquels il est impossible de trouver une cause à cette dernière, en dehors du surmenage cardiaque, paraissent bien relever de ce surmenage lui-même, sans intervention d'une lésion cardiaque.

Dans les faits d'asystolie mortelle, ainsi qu'il résulte de l'analyse de 259 observations, il est toujours possible de trouver, soit au niveau du cœur : endocarde, myocarde ou péricarde, soit en dehors de ce dernier : mal de Bright, grand épanchement, compression de gros troncs vasculaires, des causes aptes à déterminer une asystolie mortelle.

Elles agissent en entravant le mécanisme compensateur qui suffit d'ordinaire à pallier le surmenage dû à la tachycardie seule.

Si celle-ci isolée n'aboutit pas à l'asystolie irrémédiable, c'est que, probablement, l'effort fourni par le cœur n'est pas aussi considérable qu'il semblerait en première analyse. « Sans doute, ainsi que le fait remarquer Germain Sée, le muscle cardiaque se livre à une course désordonnée, mais ses diastoles et ses systoles sont raccourcies. Les ventricules ne reçoivent qu'une moindre quantité de sang pendant la diastole dont la durée est diminuée et, pendant la systole, ils déverseront d'autant moins de sang dans les artères que leur contraction est moins énergique. »

Le surmenage, en pareil cas, n'est donc que relatif et n'est pas comparable à celui imposé par une lésion valvulaire ou musculaire ou par un obstacle périphérique au cours du sang.

Le cœur pourra, momentanément, sous une influence quelconque, se laisser forcer, mais il aura les moyens de se ressaisir et de lutter contre la dilatation menaçante.

Ces faits sont analogues à ceux observés dans les cas de compression des pneumogastriques. Merklen et son élève, Renaud, en ont rapporté plusieurs exemples et, à ce propos, ils s'expriment ainsi : « La compression des pneumogastriques détermine de la tachycardie simple lorsque le cœur est sain, de la tachycardie avec asystolie lorsque cet organe a été préalablement altéré par le rhumatisme, l'alcoolisme ou quelque autre détermination cardiaque. »

CHAPITRE V

ROLE DU RHUMATISME DANS L'APPARITION DE L'ASYSTOLIE MORTELLE AU COURS DE LA MALADIE DE BASEDOW

Les cardiopathies surajoutées dont l'intervention est nécessaire pour faire du Basedowien un asystolique incurable, peuvent relever de facteurs divers.

Quelques auteurs, et en particulier Rendu, ont admis que la tachycardie pouvait créer de toutes pièces une cardiopathie définitive. Cet auteur s'exprime ainsi : « La cachexie exophtalmique se termine fréquemment par de véritables affections du cœur... Les perturbations cardiaques amènent à la longue des modifications de structure de la fibre musculaire et peuvent aboutir à de véritables affections organiques du cœur. » Bien plus, pour Rendu, non seulement la tachycardie peut produire la dégénérescence du myocarde, mais elle serait aussi capable à elle seule de produire des lésions d'endocardite.

Si cette conception était vraie, il faudrait admettre que la maladie de Basedow est apte à évoluer spontanément vers l'asystolie mortelle, sans intervention étrangère. Les lésions cardiaques, constatées à l'autopsie en pareil cas, seraient la conséquence de la tachycardie.

Mais ce n'est là qu'une hypothèse complètement abandonnée aujourd'hui.

Si le surmenage fonctionnel du cœur longtemps prolongé est capable d'amener un léger degré d'hypertrophie ainsi que le veulent beaucoup d'auteurs; on ne voit pas, par contre, comment il pourrait aboutir à de la myocardite interstitielle, telle que celle mentionnée dans nos observations et encore moins à des lésions endocardiques. On sait actuellement qu'il s'agit là de phénomènes inflammatoires reconnaissant à leur origine des infections ou des intoxications d'ordres divers.

Mais, dira-t-on, ne peut-on pas trouver dans les altérations du corps thyroïde des causes suffisantes d'intoxication aptes à déterminer les lésions anatomiques du cœur. En effet, les travaux récents, dus surtout à Eiselberg et à Minnich et basés sur quelques faits cliniques et expérimentaux encore en très petit nombre, semblent montrer que les altérations thyroïdiennes peuvent, peut-être, avoir un rôle dans la production de l'athérome. Mais ces faits ont été contestés notamment par Loeb et Githens, et ils ont besoin d'être plus solidement établis pour étayer cette hypothèse. En tout cas, celle-ci n'a été appliquée par ces auteurs qu'à la production de l'athérome. Ils ne la font pas intervenir dans les lésions myocardiques ou endorcardiques.

Il faut donc chercher ailleurs, en dehors de la maladie de Basedow, les causes des cardiopathies qui en aggravent le pronostic. On les trouvera dans les antécédents des malades, le plus souvent sous forme de maladies infectieuses, au moins en ce qui concerne les lésions les plus fréquentes, c'est-à-dire les lésions myocardiques et endocardiques.

Ces infections pourront être diverses : ce sera le rhumatisme articulaire aigu, la fièvre typhoïde, la tuberculose, la scarlatine, la variole, etc., etc.

Mais ces affections qui sont à l'origine de la plupart des endocardites et des myocardites, sont également, ainsi qu'on l'a vu, très fréquemment à l'origine de la maladie de Basedow. Il est dès lors possible d'admettre qu'une même cause, en l'espèce l'infection, peut déterminer à la fois une cardiopathie et un goitre exophtalmique.

Le rhumatisme articulaire aigu, plus que toute autre maladie infectieuse, sera susceptible de réaliser cette association. C'est, en effet, la maladie à déterminations cardiaques par excellence ; c'est elle qui, le plus souvent et le plus profondément frappe le cœur. D'autre part, nous avons montré l'importance de son rôle dans l'apparition de la maladie de Basedow. Au rhumatisme articulaire aigu ressortiront donc la plupart des formes cardiaques du goitre exophtalmique. En même temps qu'il crée ce dernier, il en assombrit du même coup le pronostic, puisqu'il annihile de façon plus ou moins complète le mécanisme compensateur qu'un cœur indemne peut opposer à la tachycardie, et qu'il permet ainsi l'acheminement précoce ou tardif vers une asystolie mortelle.

Mœbius d'ailleurs avait déjà signalé ce double rôle possible du rhumatisme : « Les maladies ayant pour résultat les altérations valvulaires, disait-il, et surtout le rhumatisme articulaire aigu, sont mentionnées dans l'anamnèse ; elles sont peut-être aussi la cause de la maladie de la thyroïde. »

Si le rhumatisme lèse simultanément la thyroïde et le cœur, il n'en faut pas déduire que les conséquences pathologiques de cette double atteinte doivent se révéler dans le même temps. C'est ainsi que, dans l'histoire clinique du malade, tantôt la cardiopathie aura attiré la première l'attention, tantôt au contraire les signes du goitre exophtalmique seront apparus les premiers. Il est d'ailleurs difficile de fixer avec exactitude l'âge d'une lésion valvulaire, et il est permis de supposer que dans nombre de cas la lésion cardiaque a pu passer inaperçue jusqu'à ce qu'un début d'asystolie soit venu appeler l'attention sur le cœur.

D'autre fois, lorsqu'il y a plusieurs attaques de rhumatisme, il se peut que le corps thyroïde seul soit d'abord touché, le cœur n'étant intéressé qu'à l'occasion d'une atteinte ultérieure, ou inversement.

Suivant les cas, le malade pourra donc être primitivement soit un cardiaque, soit un Basedowien, mais de toutes façons, il deviendra, à une époque plus ou moins rapprochée, un asystolique.

Il s'agira d'une asystolie très grave, rapidement incurable, sur laquelle la thérapeutique aura peu de prise et que la mort terminera bientôt.

Froment dans sa thèse a bien montré la gravité de cette association : maladie de Basedow et cardiopathie. En pareil cas, le malade ne se comporte plus comme un cardiaque vulgaire s'acheminant peu à peu vers la phase de non-compensation. La tachycardie basedowienne vient précipiter cette évolution, et c'est en brûlant les étapes que la maladie arrive à l'asystolie mortelle.

On peut donc dire que très souvent le rhumatisme articulaire en provoquant l'apparition d'une maladie de Basedow, imprime à cette dernière du fait des lésions cardiaques qu'il détermine, une marche particulière. Il réalise la forme cardiaque du goitre exophtalmique dont le pronostic est des plus sombres.

Nous rapportons ci-dessous un certain nombre d'observations très probantes à cet égard.

Voici d'abord des cas où l'infection rhumatismale a frappé le corps thyroïde et le cœur, créant la maladie de Basedow et la cardiopathie, mais où l'équilibre cardiaque n'est pas encore rompu. Soit du fait de sa localisation, soit du fait de son intensité, la lésion cardiaque n'apporte qu'une gêne modérée au travail du cœur ; elle est momentanément bien compensée et rien n'évoque encore l'idée d'asystolie. Dans les deux premières il s'agit d'un rétrécissement mitral ; dans la seconde, d'une insuffisance aortique.

OBSERVATION XVII

(Hawthorn, *Glascow medical Journal*, 1905, p. 446, *in* thèse Froment, obs. XXXI.)

F..., vingt-cinq ans, ayant eu deux attaques de rhumatisme articulaire.

La première attaque de rhumatisme eut lieu en 1884 ; on entend au cœur un souffle systolique très léger.

Deuxième attaque en 1893, pendant laquelle survient de la tachycardie qui persiste après.

Lors de son entrée à l'hôpital, on constate au cœur un thrill présystolique et un murmure diastolique prolongé, dont le maximum est à la pointe.

Exophtalmie surtout marquée à droite. Pas de tremblement ni de goitre net, mais nervosisme, diarrhée, palpitations.

La tachycardie (100-140) n'est pas calmée par la digitale ; par contre, la belladone l'influence très heureusement.

Elle présenta, plus tard, de la péricardite.

OBSERVATION XVIII

(Obs. XIX, thèse Froment.)

M. H..., a trente et un ans et exerce la profession de cocher. Comme antécédent personnel, il signale qu'il est un peu rhumatisant : de temps en temps, dit-il, il remarque de petites douleurs et du gonflement noueux des poignets ; toutefois, il n'a jamais eu de rhumatisme aigu franc.

Il avoue quelques excès alcooliques et quelques années de « noce » autrefois ; il nie avoir eu la syphilis.

Il y a cinq ans, il a commencé à avoir des malaises, des troubles dyspeptiques et des accès d'allure angineuse comme ceux qu'il raconte aujourd'hui.

Il a eu, il y a trois ans, des ennuis et des revers de fortune à la suite desquels les malaises ont augmenté.

Jusqu'à ces derniers temps, il s'est toujours beaucoup préoccupé de son état ; il a consulté un très grand nombre de médecins qui ont mis ses malaises, les uns sur le compte d'une dilatation de l'estomac, les autres sur le compte de la neurasthénie ; pendant quelque temps, même, il fut traité, dit-il, pour une « névrose sympathique d'origine prostatique » (régime : hygiène du coït, massage de la prostate).

Ces différents régimes eurent, du moins, le mérite de mettre son estomac au repos et d'améliorer un peu ses symptômes gastriques.

Il se défend d'être neurasthénique, et s'il s'est beaucoup préoccupé de son état, à la suite des nombreuses lectures ou visites médicales qu'il a faites, il n'a, à proprement parler, aucun des stigmates psychiques de cette névrose : il a une grande vivacité d'esprit et est très actif dans son métier ; il a de l'entrain et le fond du caractère est plutôt gai.

Il se plaint d'accès qui reviennent de temps en temps et l'effraient beaucoup ; brusquement, il est saisi par une douleur précordiale constrictive qui s'irradie dans le bras ; cette sensation pénible dure quelques minutes et s'accompagne d'une angoisse vive avec idées de suicide ; le cœur paraît s'arrêter tout à coup, puis survient un violent accès de palpitations ; le malade sent son cœur battre d'une façon tumultueuse et précipitée ; la durée de l'accès est variable, quelques minutes, quelquefois près d'une heure.

Pendant toute sa durée, le malade est dans un état d'angoisse mortelle ; il en est profondément affecté, et jusqu'au lendemain reste sous le coup d'une stupeur et d'un accablement profond.

D'autres fois, il éprouve brusquement une sensation de « serrement à la gorge », à la base du cou.

De temps en temps aussi, dit-il, il aurait brusquement quelques minutes d'aphonie.

L'examen objectif montre un goitre bilatéral, petit, mais assez dur, surtout à droite (le malade prétend qu'au bout de dix mois de service il aurait été réformé pour ce goître).

Il existe un tremblement très menu des doigts ; ce tremblement aurait été bien plus accusé dans l'enfance, au point de l'empêcher parfois d'écrire quand il était écolier.

L'œil est vif et intelligent, mais il n'y a pas d'exophtalmie, ni de fixité.

Les pupilles sont égales et réagissent bien. Les réflexes sont normaux.

Le pouls n'est pas accéléré au repos et ne compte que 72. A l'examen, le cœur présente les signes physiques d'une petite sténose mitrale ; la pointe bat dans le quatrième espace en dedans du mamelon ; il y a une petite vibration systolique très nette ; le premier bruit est un peu fort et dur ; dédoublement inconstant du deuxième bruit. Quand on fait lever et asseoir deux ou trois fois ce malade, ou quand on l'ausculte les bras élevés, le rythme mitral devient très net et le dédoublement s'accuse.

L'examen somatique est négatif en ce qui concerne les autres organes, sauf un degré assez net de dilatation stomacale.

OBSERVATION XIX

(Huchard, *Maladies du cœur et des vaisseaux*, 1889, p. 571.)

Jeune fille âgée de vingt-six ans. A toujours été nerveuse, émotive, irritable et a éprouvé de grands chagrins. Il y a sept ans : *rhumatisme articulaire* aigu généralisé, depuis cette époque, insuffisance aortique des plus nettes.

Quelques mois après le rhumatisme : exophtalmie, goitre, palpitations très violentes, s'accompagnant de crises caractérisées par des étouffements très pénibles et une sensation d'angoisse précordiale avec douleurs irradiant au bras gauche.

Elle entre à l'hôpital Bichat le 21 décembre 1885, pour des symptômes pulmonaires. L'exophtalmie, le goitre ont complètement disparu. Tremblement généralisé imprimant au corps une vibration continuelle.

Fixité du regard ; flux diarrhéique survenant et disparaissant subitement ; accès de fièvres rapides et fugaces ; modifications du caractère. Accès de tachycardie (160-180).

Crises d'angoisse précordiale survenant tous les jours vers 6 heures du soir, spontanément, durant un quart d'heure, accompagnées d'une sensation pénible d'étouffement et de constriction laryngée. (La sténocardie ne dépendait en aucune façon de la lésion aortique, elle avait les caractères des pseudo-angines et devait être mise sur le compte de l'état nerveux du sujet.)

Induration du sommet droit (tuberculose ou œdème localisé du sommet) ; expectoration caractéristique, hémoptysies répétées, sueurs nocturnes, amaigrissement progressif. (Ces symptômes pulmonaires ont augmenté d'intensité avec la disparition du goitre et de l'exophtalmie.)

Voici d'autres observations au contraire où l'équilibre

cardiaque est rapidement rompu et où l'asystolie est précoce.

OBSERVATION XX

E. Dring, Exophtalmic goiter ; heart disease; jaundice; death, (*The Lancet*, 11 avril 1874, p. 510, t. I.)

Rebeca S..., vingt ans. Attaque de rhumatisme articulaire douteuse quatre ans auparavant A ce moment exophtalmie qui s'accentua, devint pulsatile à gauche, puis, il y a deux ans et demi, vertiges, céphalée, dyspnée d'effort.

En novembre 1873, elle est admise à l'hôpital.

Facies très coloré, exophtalmie, gros cou, palpitations au moindre effort, pulsations du cou et des globes oculaires.

Cœur : pulsations violentes; la pointe bat entre la cinquième et la sixième côte; souffle systolique de timbre élevé. P. = 132; T. = 98, 6 Fahrenheit.

La digitale sembla calmer la tachycardie, bien que la rapidité du pouls fût très variable et oscilla entre 99 et 160 de novembre au 15 janvier.

15 janvier. — T. = 102, 3 Fahrenheit ; depuis, la température fut toujours anormale et s'éleva jusqu'à 103 Fahrenheit.

9 février. — Subictère conjonctival.

12 février. — Mouvements choréiques.

19 février. — Jaunisse plus intense. Mort.

Autopsie. — Les téguments sont aussi jaunes que dans les atrophies du foie; léger œdème des membres inférieurs.

Cerveau normal.

Corps thyroïde, peu augmenté de volume, tissu flasque.

Pleurésie aiguë à droite ; la base du poumon droit présente les caractères de l'inflammation, le tissu pulmonaire est sans air et la pression fait sourdre de la sérosité jaune.

Larynx normal.

Péricarde : contient une assez grande quantité de liquide, fausses membranes.

Myocarde d'aspect normal.

Petites granulations sur la tricuspide. Epaississement de la mitrale et de ses tendons, petite zone de sclérose à l'extrémité d'un muscle papillaire (évidemment ancienne maladie mitrale) ; mais on constate en outre des petites végétations récentes sur la mitrale.

Pas d'athérome de l'aorte ; une végétation au niveau d'une des zones semilunaires des sigmoïdes aortiques.

Les muqueuses, stomacale et duodénale, sont congestionnées.

Pas de bile même au-dessous de l'abouchement du cholédoque ; en pressant sur le vésicule biliaire, on fait jaillir dans le duodénum de la bile jaune foncée ; à l'incision, le cholédoque paraît libre et la muqueuse est teintée par la bile.

Dans l'intestin, les matières fécales paraissent teintées par la bile.

Foie, 74 onces : pâle, très jaune, *nullement muscade*.

Rate très dure, pas d'embolies, 7 onces et demie.

Reins durs, teintés en jaune, paraissant normaux, poids, 14 onces.

OBSERVATION XXI

(Weill et Diamantberger, goitre exophtalmique et rhumatisme. *Bulletin de la Société de médecine pratique de Paris*, 1891, p. 582, obs. III.)

F..., vingt-six ans.

Il y a trois ans, attaque de rhumatisme articulaire aigu ayant duré six semaines avec complications cardiaques.

Depuis, palpitations, dyspnée fréquente et œdème existant presque constamment. Au cœur, on constate un souffle rude d'insuffisance mitrale. Accès de colère. Hallucinations. Accès de manie. Exophtalmie. Tachycardie indépendante de l'affection cardiaque, car elle n'est pas influencée par la digitale qui amène cependant le plus souvent de la diurèse et fait disparaître les œdèmes.

Au troisième mois d'une grossesse, asystolie. Accouchement à huit mois. L'asystolie persiste après l'accouchement et entraîne la mort.

OBSERVATION XXII

(Neumann, *In* thèse Moutet; obs. XXXII.)

Un homme robuste entre à l'hôpital le 23 octobre 1851. Il était affecté de rhumatismes depuis 1849, mais ce n'est qu'en 1851 que l'exophtalmie, le goitre et l'affection du cœur se sont développées.

Le malade meurt le 31 décembre.

Autopsie : Ventricule gauche hypertrophié. Exsudations crétacées sur les valvules aortiques qui ne peuvent exécuter que de petits mouvements. Insuffisance de la valvule mitrale.

OBSERVATION XXIII

(Observation de Parry; rapportée par Beni Barde à la Société de Paris.)

Femme âgée de trente-sept ans. Six ans auparavant, elle avait eu un rhumatisme qui lui avait laissé des palpitations. Celles-ci étaient devenues excessives, le pouls battait 156 fois par minute, il était plein, dur, irrégulier et intermittent par intervalle. Au bout de trois mois, une saillie du corps thyroïde apparut au niveau du cou et atteignit des dimensions extraordinaires. Les carotides étaient distendues, les yeux saillants, l'agitation et l'anxiété singulières. Depuis quelques semaines il était survenu de l'œdème des jambes. Une saignée soulagea la dyspnée et la douleur sternale, mais l'œdème augmenta, gagna l'ombilic et la malade succomba.

Dans l'observation XX, le goitre exophtalmique se révèle le premier, il apparaît dès la fin d'une attaque de rhumatisme articulaire. Les symptômes cardiaques sont plus tardifs. Quatre ans après son rhumatisme la malade vient mourir en asystolie à l'hôpital. Celle-ci est due à une maladie mitrale, reliquat de l'infection rhumatismale, sur laquelle est venue se greffer une endocardite terminale.

Dans l'observation XXI, les symptômes cardiaques attirent les premiers l'attention. Ils se montrent déjà dans le cours du rhumatisme. On constate bientôt une insuffisance mitrale que la tachycardie basedowienne précipite vers l'asystolie, et la mort survient trois ans après le début de l'affection.

Dans l'observation de Neumann, le malade meurt asystolique quatre ans après son rhumatisme.

La première observation connue de goitre exophalmique, celle de Pary est non moins démonstrative, quoique privée du contrôle nécropsique. Les symptômes cardiaques et basedowiens se montrent simultanément dès la disparition des tuméfactions articulaires et la malade meurt asystolique dix ans après l'attaque rhumatismale.

Dans tous ces cas la double action du rhumatisme sur la thyroïde et sur le cœur apparaît très nettement, et l'histoire clinique de ces malades peut se schématiser ainsi : rhumatisme, maladie de Basedow, cardiopathie, asystolie, mort.

Voici deux observations où les liens étroits qui unissent le goitre exophtalmique et l'asystolie au rhumatisme s'imposent à l'esprit de façon encore plus évidente. Ici le rhumatisme domine et dirige l'évolution de la maladie dont l'asystolie hâtive et fatale est l'ultime terme. La mort survient au bout de deux mois dans le premier cas, de huit mois dans le second.

OBSERVATION XXIV

(Recueillie dans le service du professeur Pic.)

J... Pierre, âgé de quarante-quatre ans, entré le 15 juillet 1907, dans le service du professeur Pic, salle Sainte-Marie, n° 26.

Père mort probablement d'un néoplasme de l'estomac. Mère asthmatique.

Personnellement assez bonne santé dans l'enfance.

Engagé dans la gendarmerie, il eut à vingt-neuf ans une première atteinte de rhumatisme articulaire aigu. Depuis lors, il a souffert presque chaque année de douleurs articulaires plus ou moins frustes.

Marié. Sa femme est internée dans un asile d'aliénés.

Il a deux enfants bien portants, âgés de neuf à onze ans.

Ethylisme : 2 à 3 litres de vin par jour.

Pas de syphilis avouée.

Il y a deux mois, le malade fut pris d'une violente attaque de rhumatisme articulaire aigu généralisé qui a persisté pendant un mois et demi environ et n'a cessé complètement que depuis quinze jours. Pendant tout ce temps, le malade fut soumis au salicylate de soude. Depuis quinze jours, c'est-à-dire depuis la cessation des phénomènes articulaires, le malade accuse un état d'agitation, d'énervement très pénible. Il ressent en outre, depuis environ trois semaines, des palpitations fréquentes qui l'inquiètent beaucoup.

C'est pour ces motifs qu'il demande à entrer à l'hôpital.

A l'entrée, on est immédiatement frappé par le facies du malade dont le regard est brillant, d'une fixité étrange. On constate une notable exophtalmie et le signe de Stelwag. Pas de signe de de Græfe.

Le corps thyroïde est uniformément augmenté de volume. Sa surface est lisse, régulière, sa consistance élastique, demi-molle. La palpation à son niveau est très légèrement douloureuse.

Tremblement vibratoire, typique, généralisé, mais surtout appréciable au niveau des mains.

Cœur : pointe dans le cinquième espace. Le rythme est très irrégulier. Pas de bruits anormaux. Pas de frémissement. La tachycardie et l'arythmie sont telles qu'il est très difficile de compter le nombre des pulsations qui semblent varier entre 140 et 150.

Ces troubles du rythme s'accompagnent d'une sensation d'oppression et d'angoisse très pénibles.

Rien aux poumons, sauf un peu de diminution du murmure vésiculaire à la base gauche.

Tube digestif : depuis cinq ou six jours diarrhée assez abondante qui a cessé partiellement aujourd'hui.

Anorexie : langue sèche. Le foie est un peu gros et douloureux, débordant les fausses côtes de deux travers de doigt.

Pas d'œdèmes. Pas d'ascite. Réflexes rotuliens légèrement diminués. Urines : ni sucre, ni albumine.

5 août 1907. — Depuis l'entrée, légère amélioration de l'état général. Tachycardie un peu moins accentuée mais toujours considérable, irrégulière. Battements des carotides. L'exophtalmie a un peu diminué ; le malade semble moins énervé.

On commence aujourd'hui des piqûres d'extrait de thymus de Jacquet (une injection tous les deux jours).

9 août 1907. — On a fait au malade deux piqûres d'extrait de thymus. La dernière injection a provoqué une douleur intense ayant persisté plus de vingt-quatre heures. La température s'est élevée à 39 degrés, alors qu'auparavant elle était aux environs de la normale ou plutôt un peu au-dessus entre 37°5 et 38 degrés.

Etat d'énervement très marqué. Cœur : mêmes signes.

Les urines qui ne contenaient pas d'albumine en contiennent aujourd'hui un gros disque.

17 août 1907. — Le malade qui avait voulu rentrer chez lui, est obligé de revenir à l'hôpital au bout de quelques jours.

Les symptômes se sont aggravés. On constate aujourd'hui, outre les signes notés antérieurement :

Ictère des conjonctives.

Gros foie débordant de quatre travers de doigt.

Œdèmes des membres inférieurs.

Tachycardie et arythmie extrêmes. Pouls incomptable.

Agitation très vive. Diarrhée intense depuis huit jours.

Tremblement plus marqué.

Urines nettement hépatiques, très foncées, contenant de nombreux pigments et un gros disque d'albumine. Pas de sucre.

26 août 1907. — L'ictère s'est accentué et est nettement perceptible au niveau de tous les téguments. Sous l'influence de la digitale, le cœur est un peu moins tachycardique et arythmique, néanmoins on note encore de nombreuses intermittences.

Pas de signes de rétrécissement mitral.

Rien aux poumons.

Le foie est toujours gros et on constate en outre, aujourd'hui, des signes nets d'ascite.

Œdèmes des membres inférieurs et de la région lombaire.

Urines : hépatiques, gros disque d'albumine.

Diarrhée persistante, liquide, verdâtre, subintrante : 20 à 30 selles par vingt-quatre heures.

1er septembre 1907. — L'ictère s'accroît de plus en plus.

Malade agité ; très dyspnéique.

Poumons : signes d'un léger épanchement à la base gauche.

Diarrhée toujours intense.

Tachycardie et arythmie extrêmes malgré la digitale.

Le malade a eu hier une épistaxis assez abondante.

10 septembre 1907. — L'auscultation fait entendre aujourd'hui au cœur, à la pointe, dans le sixième espace gauche, un souffle systolique, bref, cinglant, en coup de fouet, se propageant nettement du côté de l'aisselle.

Pas de frémissement. Pas de bruit présystolique.

L'ictère, les œdèmes, l'ascite augmentent.

La diarrhée persiste.

21 septembre 1907. — Mort. La tachycardie et l'arythmie s'étaient encore accrues, le pouls était devenu absolument incomptable.

Urines rares, très foncées, contenant un gros disque d'albumine.

Autopsie le 22 septembre 1907.

A l'ouverture du thorax:

Epanchement bilatéral (3/4 de litre dans chaque plèvre).

Adhérences pleurales résistantes aux deux sommets et au niveau des scissures interlobaires.

A l'ouverture de l'abdomen :

Ascite citrine (3 à 4 litres).

Pas de lésions péritonéales.

Poumons : cicatrice au sommet gauche. A ce niveau, épaississement et calcification localisée de la plèvre.

Pas de lésions tuberculeuses en évolution.

Congestion et œdème généralisés aux deux poumons.

Cœur : péricardite récente, dépoli de la surface endothéliale des deux feuillets péricardiques (langue de chat). Ces lésions sont généralisées, mais surtout accentuées au niveau de la base autour des gros vaisseaux où apparaissent quelques néoformations fibrineuses. Pas d'épanchement.

Le myocarde est un peu mou, jaunâtre.

Rien aux différents orifices du cœur. Pas de lésions d'insuffisance ou de rétrécissement; partout les valves sont très souples et très lisses.

Rien à l'aorte. Pas d'athérome.

Foie : 940 grammes. Présente quelques lésions de périhépa tite. Il est dur à la coupe, et sa surface de section est jaunâtre, scléreuse, un peu grasse.

Par places : zones de congestions inflammatoires récentes.

Vésicule du volume d'un gros œuf de dinde, distendue par une bile noire. Pas de calculs. Pas de péricholécystite. Rien sur le trajet du cholédoque.

Rien au pancréas.

Rate volumineuse : 540 grammes, dure, scléreuse.

Reins gros, 150 grammes chacun. Ils sont congestifs, durs. Diminution de la substance corticale. Augmentation de la substance médullaire.

Rien au tube digestif.

Corps thyroïde généralement hypertrophié, de consistance et d'aspect normal à la coupe.

Examen histologique (Dr Bériel).

Corps thyroïde : les vésicules sont bien développées, mais de volume variable, les unes plus grosses qu'à l'état normal, les autres plus petites, quelques-unes même à lumière très réduite ou sans lumière encore apparente, comme dans les adénomes. Toutes les vésicules sont séparées par des bandes scléreuses hyalines relativement épaisses. Substance colloïde d'aspect normal.

Cœur: sclérose légère, mais généralisée, sous forme de fines bandes isolant les groupes de fibres myocardiques; dans toute l'épaisseur du muscle, lésions artérielles peu marquées, sans doute en rapport avec la diffusion et le caractère discret de la sclérose. Ça et là au niveau des nœuds de sclérose avoisinant les axes vasculaires, on voit de petits foyers de cellules inflammatoires. Le péricarde est lui-même très infiltré de ces exsudats cellulaires, très vascularisé, avec, en surface, un mince dépôt récent de fibrine. Fibres myocardiques sans altération apparente.

Donc: péricardite récente et sclérose diffuse, légère du myocarde.

Foie : cirrhose à un degré moyen : épaississement des espaces portes avec bandes fibreuses rayonnant à l'entour, mais sans déterminer des formations annulaires. Quelques néocanalicules peu nombreux. Rien aux canaux biliaires. Parenchyme présentant quelques points de surcharge adipeuse et autour des veines sus-hépatiques, de véritables infiltrations sanguines. Par ailleurs, cellules hépatiques d'aspect normal.

Reins: sclérose assez intense, étendue à toute l'épaisseur jusqu'aux pyramides, très diffuse, sans points plus particulièrement atteints les uns que les autres.

OBSERVATION XXV

(Obs. XVI, thèse Froment.)

Femme, âgée de soixante-sept ans, couturière, née en Alsace.

Résumé clinique. — Rhumatisme subaigu en juillet 1905 ; accès de palpitations toujours de cause psychique depuis décembre 1905. A l'entrée, anasarque, pleurésie droite, petit goitre, exophtalmie légère, émotivité, insuffisance mitrale. Morte après une période d'hyperthermie.

Résumé de l'autopsie. — Goitre kystique. Endocardite mitrale subaiguë (ex. histol.). Infarctus des reins et de la rate. Péritonite purulente sans perforation.

Antécédents héréditaires. — Père et mère morts âgés, d'affection inconnue. Deux frères, dont un mort à vingt et un ans, de refroidissement.

Antécédents personnels. — Réglée à seize ans régulièrement. Mariée à vingt-sept ans (mari mort fou). Pas de fausses couches, une fille morte à un mois et demi ; une autre fille morte à trente-cinq ans d'une maladie de cœur.

Après la mort de son mari, elle est restée couturière, puis s'est placée cinq ans comme gouvernante, elle faisait un travail assez pénible.

En juillet 1905, rhumatisme subaigu ayant duré trois mois et atteint successivement les articulations des bras et des jambes. La malade pouvait encore marcher, mais les mouvements étaient douloureux et les pieds enflés. Dans les derniers temps, elle aurait pris du salicylate qui l'aurait beaucoup améliorée. Depuis lors, perte de l'appétit, amaigrissement considérable.

Depuis décembre, palpitations violentes et prolongées, en rapport surtout avec l'émotion et l'inquiétude : ces accès de palpitations surviennent souvent au repos. Après un effort, par exemple après avoir gravi un escalier, « son cœur bat bien un peu », mais ces palpitations sont sans rapport comme durée et comme intensité avec les accès spontanés ou de cause morale.

En décembre, elle consulta un médecin croyant avoir une maladie de cœur, mais il lui affirma qu'elle n'avait rien.

A l'entrée, elle se présente comme une femme pâle et au teint un peu jaunâtre; on est tout de suite frappé par une légère exophtalmie : les yeux sont brillants, leur expression est dure et presque colère. Petit goitre rétrosternal que l'on sent sur la ligne médiane et mieux encore à droite, il n'a été trouvé qu'après une exploration méthodique; mais on le sent bien pendant les mouvements de déglutition; il est très dur. Pas de tremblement. La malade est très émotive, pleure facilement. Pouls faible et irrégulier, 140.

Cœur : La pointe bat dans le sixième espace, un peu en dedans de la ligne mamelonnaire; à la pointe, souffle systolique rude, très localisé, se propageant très peu vers l'aisselle, en jet de vapeur; il ne s'étend pas dans la région mésocardiaque, ni à l'appendice xiphoïde. Rien à la base. Pas de battements épigastriques. Les jugulaires sont gonflées et battent; réseau veineux sur la paroi thoracique animé de battements.

Poumons : A la base droite, submatité, vibrations diminuées, flot, obscurité respiratoire, pas d'égophonie, pas de souffle; dans le reste des deux poumons, râles muqueux disséminés; tympanisme du sommet droit en avant. R. = 35; expectoration muqueuse.

Abdomen : Foie normal. Matité mobile des flancs, utérus facilement mobilisable par le toucher; ascite légère.

Œdème dur et élastique des membres inférieurs.

Urines uratiques : pas d'albumine.

Réflexes rotuliens normaux. Pupilles paresseuses.

T. = 37°8 matin, 38 degrés soir.

Digitaline, 1/2 milligramme.

15 mai. — P. = 160; thoracentèse, 700 grammes d'un liquide hématique; digitaline, 1/4 de milligramme. T. = 37°5 matin, 38 degrés soir.

16 mai. — 38°6 matin, 38°8 soir. P. = 140.

Digitaline, 1/4 de milligramme.

17 mai. — T. = 39 degrés matin, 39 soir. P. = 130.

18 mai. — T. = 38 degrés matin, 38°6 soir. P. = 150. Digitaline, 1/2 milligramme.

19 mai. — T. = 38 degrés matin, 38°5 soir. P. = 120, irrégulier.

Au cœur, on entend toujours, bien localisé à la pointe, un souffle systolique en jet de vapeur; il est plutôt léger, d'intensité d'ailleurs variable d'un jour à l'autre. Quinine, 0,50.

21 mai. — T. = 37°6 matin, 38°5 soir. P. = 120.

22 mai. — Quinine, 0,50 et digitaline 1/4 de milligramme. P. = 120.

23 mai. — P. = 100. Le souffle systolique est moins intense, toutefois il se propage un peu dans l'aisselle. Pas de signes de sténose mitrale; léger frémissement systolique. On continue les mêmes médicaments.

25 mai. — Depuis hier, la température s'est élevée et atteint 40°3; P. = 110. Un vomissement; la malade est très abattue. Aucun symptôme pulmonaire.

27 mai. — La température oscille entre 39°5 et 40°5; P. = 105. Cœur irrégulier, bruits faiblement frappés; le souffle systolique, qui avait été entendu constamment jusqu'ici, a disparu. L'état général est très mauvais.

28 mai. — Le matin, P. = 120; toujours pas de souffle systolique. T. = 39°4; le soir, T. = 40°8. Mort dans la nuit.

Autopsie. — A l'ouverture de l'abdomen, on constate la présence de 1/2 litre de pus franc répandu d'une façon diffuse; pas de fausses membranes cloisonnantes, mais petites fausses membranes abondantes, surtout au niveau du pôle inférieur de la rate. Rien à l'appendice. Vésicule biliaire saine, pas de calculs, bile de couleur normale; rien aux voies biliaires extra-hépatiques. Estomac et intestins ouverts dans toute leur étendue, ni ulcération, ni perforation. Organes génitaux sains, ni salpingite, ni métrite. Vessie normale.

Cœur : La mitrale est très nettement épaissie au niveau de son angle interne, où les valves sont légèrement soudées, de consistance dure; petite ulcération sur la grande valve. Pas de rétrécissement de l'orifice.

Les sigmoïdes aortiques présentent de petites crêtes de consistance assez dure au voisinage des nodules.

Pas d'hypertrophie marquée du ventricule gauche.

Pas de dilatation des oreillettes. On ne trouve pas dans les auricules de caillots anciens adhérents.

Poumons : Adhérences pleurales à gauche. Pas de tuberculose.

Foie légèrement cardiaque.

Rate : Gros infarctus ramolli au niveau du pôle inférieur ; c'est à ce niveau que les fausses membranes péritonéales sont particulièrement épaisses et adhérentes.

Reins : Gros infarctus noirâtre.

Corps thyroïde : 34 grammes. Au niveau du lobe droit, gros kyste présentant une enveloppe crétacée ; le reste du parenchyme est d'apparence normale.

Examen histologique des fragments prélevés (M. Porot).

a) Myocarde ;

b) Valvule mitrale en un point qui paraissait un peu épaissi, avec petites érosions ;

c) Valvule aortique en un point où deux valves étaient soudées et un peu épaissies.

a) Le myocarde présente des traces d'inflammation légère et subaiguë. Il n'y a pas d'îlots scléreux denses comme dans certains cas de myocardite interstitielle chronique, mais les espaces connectifs sont un peu agrandis par endroits et chargés de petites cellules inflammatoires assez nombreuses ; ces cellules, pourtant, ne forment nulle part d'amas très denses ou de nodules, comme on en rencontre dans les processus très aigus.

Cette légère inflammation interstitielle est très diffuse et assez profonde ; elle est surtout visible dans les points où les fibres musculaires sont coupées longitudinalement ; entre chaque fibre ou chaque groupe de deux ou trois fibres, on voit de petites coulées de cellules inflammatoires supportées par un réseau de petites fibrilles connectives lâches.

Peu d'altérations parenchymateuses ; à peine voit-on, en quelques points, des modifications dans la striation.

b) Dans la valvule mitrale, on trouve le même processus d'inflammation subaiguë; sur quelques coupes, on trouve des ébauches d'inflammation végétante, des édifications fibreuses très riches en noyaux arrondis ou légèrement fusiformes, noyaux d'abondance anormale; mais le fait le plus caractéristique et le plus significatif est la présence au milieu de quelques traînées de cellules inflammatoires, vivement colorées, de plusieurs néo-vaisseaux, découpés comme à l'emporte-pièce, à paroi très mince et dont la lumière est bourrée de globules rouges.

c) Sur les valvules aortiques, on trouve également des stigmates nets d'inflammation.

Le point, en particulier, qui correspond à la soudure des deux valvules montre un tissu épaissi, assez infiltré de cellules inflammatoires; en bordure, on trouve à ce niveau des édifications végétantes dont le bord libre est déchiqueté et recouvert d'une substance amorphe et grenue, sans caractères particuliers; ces masses exubérantes sont, elles aussi, très riches en noyaux inflammatoires; en un point même, ces noyaux forment par leur amas un véritable nodule embryonnaire.

Plus loin, vers le bord libre de la valve, on trouve un ou deux nodules fibreux, bien limités à la périphérie, paraissant être des végétations anciennes.

En somme, qu'il s'agisse du myocarde ou de l'endocarde, on a l'impression d'un processus inflammatoire, peut-être pas très récent, mais encore en activité, d'une inflammation subaiguë.

Chez le premier malade, c'est immédiatement à la fin d'un rhumatisme polyarticulaire aigu, prolongé que sont notées de palpitations violentes et un état d'agitation et d'énervement très pénible. L'examen pratiqué à ce moment révèle un goitre exophtalmique typique et une tachycardie et une arythmie extrêmes contre lesquelles la digitale n'est d'aucune utilité. Un mois après les signes d'asystolie apparaissent : gros foie, ictère, œdème des membres inférieurs. Ils font rechercher, à diverses reprises, une lésion cardiaque et en particulier une sténose mitrale dont la tachycardie basedowienne masque si souvent les signes. Mais l'auscultation ne révèle rien ; elle permet seulement de déceler quelques jours avant la mort un souffle systolique de la pointe traduisant une insuffisance mitrale fonctionnelle. La mort survient deux mois après l'attaque de rhumatisme et le début du goitre exophtalmique Sur la table d'autopsie, nous ne constatons, à notre grand étonnement, qu'une péricardite récente évidemment terminale. Rien au niveau de l'endocarde ne permettait d'expliquer cette asystolie anormalement hâtive que la tachycardie basedowienne seule ne pouvait certainement pas avoir déterminé. L'examen histologique du cœur vint nous donner la clef de l'énigme, en nous montrant une sclérose diffuse du myocarde, des lésions artérielles légères et une infiltration des espaces conjonctifs par des cellules inflammatoires.

Ces lésions indiquaient un processus infectieux actif au niveau du cœur, processus infectieux qui avait joué le rôle capital dans les troubles asystoliques auxquels avait succombé le sujet.

Chez la seconde malade les constatations sont à peu près identiques : rhumatisme subaigu, polyarticulaire ayant duré trois mois ; deux mois et demi après, palpitations violentes et prolongées, en rapport d'abord avec l'émotion et l'inquiétude, puis avec les efforts. En même temps que les signes de goître exophtalmique se confirment l'asystolie apparaît ; elle évolue très vite, et huit mois après la disparition des douleurs articulaires, la malade meurt asystolique. A l'autopsie : maladie mitrale de date récente dans laquelle l'examen histologique révèle encore un processus inflammatoire en évolution. En outre, comme dans le cas précédent : lésions de myocardite interstitielle subaiguë. Ces dernières expliquent la rapidité de l'asystolie que la maladie mitrale n'aurait pas suffi à provoquer de façon aussi précoce.

Dans ces deux observations, c'est donc une myocardite interstitielle subaiguë qui a déchaîné le drame.

Ceci n'a rien qui doive nous étonner. Bien que la connaissance de la myocardite interstitielle subaiguë d'origine rhumatismale soit de date relativement récente, les cas publiés sont suffisamment nombreux pour avoir permis d'établir la personnalité et le caractère de haute gravité de cette affection. Depuis les observations de Vaisse (1886), Bret, Romberg, Freund, Weill et Gallavardin, depuis les travaux de Aschoff et Guippel, et depuis un mémoire récent de Gallavardin, on sait que le rhumatisme articulaire aigu ou subaigu est capable de déterminer une myocardite interstitielle à évolution rapide dont l'asystolie précoce est la fin habituelle.

On conçoit que celle-ci soit encore hâtée, si le rhumatisme avec le myocarde a intéressé la thyroïde et déterminé du même coup une maladie de Basedow et une myocardite. La tachycardie Basedowienne aura une prise puissante sur ce cœur incapable de réagir et complètement désarmé, et de l'union de ces deux affections résultera une asystolie véritablement galopante dont la mort précoce sera le terme fatal.

Le tableau clinique sera le même et le pronostic aussi sombre si l'infection rhumatismale se localise sur la fibre myocardique elle-même, déterminant, ainsi que l'ont montré les premiers Weill et Barjon, une myocardite parenchymateuse.

Nos deux observations synthétisent donc une variété très particulière du goitre exophtalmique où, du fait de l'étiologie rhumatismale, la tachycardie Basedowienne et la myocardite évoluant parallèlement, réalisent par leur combinaison la forme la plus grave de cette affection.

Nous résumerons ainsi ce chapitre : lorsque le rhumatisme articulaire aigu ou subaigu est en cause dans l'apparition d'une maladie de Basedow, le clinicien devra fréquemment, du fait de cette étiologie, redouter une évolution fatale.

Souvent sans doute le rhumatisme peut léser la glande thyroïde seule et laisser indemne le cœur. Mais souvent aussi, par ses déterminations cardiaques, il constitue pour le goitre exophtalmique un facteur de gravité considérable dont l'asystolie sera la traduction.

Celle-ci peut être tardive lorsqu'il s'agit de lésions légères, surtout endocardiques. Elle peut être plus précoce lorsque ces lésions endocardiques apportent un obstacle sérieux au fonctionnement du cœur. Enfin, plus rarement, elle peut être en quelque sorte immédiate et se terminer par la mort en quelques mois. Dans ce cas, il s'agira de myocardite subaiguë.

Ces diverses modalités des formes cardiaques du goitre exophtalmique peuvent évidemment dépendre quelquefois d'infections autres que le rhumatisme, et il est certain que la glande thyroïde et le cœur peuvent être simultanément lésés au cours d'une typhoïde par exemple, d'une scarlatine, d'une fièvre puerpérale, etc. C'est ainsi que Boinet a rapporté une observation d'asystolie dans un goitre exophtalmique apparu au cours d'une infection puerpérale.

Mais le rhumatisme articulaire, par ses affinités pour le cœur, est apte plus que toute autre maladie infectieuse à réaliser cette association, et c'est lui que l'on trouve dans la plupart des cas à l'origine de l'asystolie Basedowienne mortelle.

CHAPITRE VI

ACTION DU SALICYLATE DE SOUDE SUR LES GOITRES EXOPHTALMIQUES D'ORIGINE RHUMATISMALE

La connaissance du rôle du rhumatisme articulaire dans l'étiologie d'un certain nombre de goitres exophtalmiques entraîne-t-elle des indications thérapeutiques spéciales et permet-elle, dans des cas semblables de tenter une médication étiologique.

Quoique nous manquions de documents suffisament précis pour confirmer cette hypothèse, il existe quelques faits qui plaident en sa faveur.

En effet, le salicylate de soude médicament spécifique par excellence du rhumatisme articulaire, jouit de la même action résolutive sur la fluxion thyroïdienne que sur les fluxions articulaires. Les auteurs qui ont décrit la thyroïdite rhumatismale, Eulenburg, Bernardy, Kocher, Mollière, etc., se sont plû à reconnaître l'action heureuse et à peu près infaillible du salicylate sur cette affection. De même dans le cours d'un rhumatisme aigu ou subaigu, accompagné du signe thyroïdien, ce médicament donne d'excellents résultats, et en même temps que les arthrites, il fait disparaître la fluxion thyroïdienne, ainsi que l'a montré

Vincent après l'avoir constaté chez tous ses rhumatisants.

L'action du salicylate de soude sur la tuméfaction thyroïdienne au cours du rhumatisme est donc hors de conteste.

Cette action du salicylate sur la thyroïde est peut-être susceptible de se manifester encore à une période assez éloignée de la phase aiguë lorsque sont apparus quelques signes de Basedowisme.

C'est ainsi que, dans l'observation de Sergent (obs. VIII), la médication salicylée continuée pendant longtemps, même après l'apparition des signes d'hyperthyroïdation, concomitamment, il est vrai, avec un traitement hydrothérapique, a pu amener la régression, puis la disparition de ces derniers.

A une époque encore plus lointaine, le traitement salicylé peut-il influencer heureusement l'évolution d'une maladie de Basedow.

Il existe quelques faits favorables à cette thèse, dus à Chibret et à Babinski.

Chibret, en 1895, ayant remarqué la fréquence des antécédents rhumatismaux chez les Basedowiens, eut l'idée de leur administrer du salicylate de soude. Il l'employa chez quatre malades, un homme et trois femmes, qui, tous après quelques jours de traitement, furent améliorés au point de pouvoir reprendre leurs occupations. Ce résultat se maintint sous l'influence de cette médication longtemps continuée à la dose de 4 à 5 grammes par jour.

Babinski, en 1901, essaie à son tour ce traitement et en obtient des résultats satisfaisants dans plusieurs cas. Il rapporte notamment trois observations très démonstratives que nous résumons ici.

OBSERVATION XXVI

(Babinski. Communication à la Société de Neurologie, in *Presse médicale*, 10 avril 1901.)

Femme, âgée de vingt-huit ans. Début du goitre exophtalmique en 1898. En février 1899, est commencé le traitement salicylé. On le continue pendant plusieurs mois avec des interruptions. En octobre 1899, le pouls était tombé de 140 à 80, le goitre et le tremblement avaient disparu, l'exophtalmie avait diminué, la malade avait repris du poids et des forces.

A la fin de 1900 : guérison complète.

OBSERVATION XXVII

(Babinski, *loco citato.*)

Homme âgé de quarante et un ans. Début du goitre exophtalmique en avril 1898. En novembre 1899, commencement du traitement salicylé que l'on interrompt de temps à autre. En janvier 1901, l'exophtalmie du côté gauche a complètement disparu et s'est sensiblement atténuée à droite. Plus de tremblement. Le pouls est tombé de 130 à 80 et 90.

OBSERVATION XXVIII

(Babinski, *loco citato.)*

Il s'agit d'un homme. Le diagnostic est discutable, car le seul symptôme de maladie de Basedow était un goitre, mais ce goitre était très marqué et animé de pulsations. L'affection durait depuis un an quand fut commencé le traitement salicylé. En moins d'un mois, le goitre a disparu presque complètement et, deux mois après, il n'y en avait plus de traces.

Chez ces trois malades, le salicylate fut employé à la dose de 3 à 4 grammes par jour.

Dans tous ces cas, l'action du salicylate est évidente. On remarquera qu'il s'agissait de maladies de Basedow récentes, datant d'un an à un an et demi au maximum.

Malheureusement, dans ces observations, les antécédents des malades ne sont pas mentionnés et nous ignorons si le goitre exophtalmique reconnaissait ici une origine rhumatismale.

Quoi qu'il en soit, la médication salicylée est capable d'améliorer et peut-être de guérir de façon définitive certains goitres exophtalmiques relativement récents.

Ce résultat est à retenir et doit inciter à tenter cette thérapeutique dans des occasions semblables.

En résumé, on peut espérer du salicylate de soude une double action sur la maladie de Basedow :

1° Une action préventive. Aussi, lorsqu'un rhumatisant présente après la disparition de ses fluxions articulaires une tuméfaction thyroïdienne, le médecin devra continuer l'administration de ce médicament avec l'espoir de faire rétrocéder cette tuméfaction et d'éviter peut-être ainsi le développement d'un goitre exophtalmique.

2° Une action curative. En présence d'une maladie de Basedow à étiologie rhumatismale, le salicylate méritera d'être employé au moins pendant quelques semaines, à condition que le début de l'affection ne soit pas trop ancien.

Il est possible que d'autres médicaments, tels que l'antipyrine, l'aspirine, etc., aient une action semblable. Mais rien ne nous permet de l'affirmer.

CONCLUSIONS

I. La maladie de Basedow constitue un syndrome dont l'étiologie et la pathogénie sont diverses. Parmi les causes nombreuses susceptibles de le provoquer, les plus communes sont constituées par les maladies infectieuses qui, toutes, sont capables de léser le corps thyroïde.

II. Le rhumatisme articulaire de Bouillaud aigu ou subaigu est, de toutes les maladies infectieuses, celle dont l'intervention est la plus fréquente. On le trouve à l'origine de la maladie de Basedow dans 25 pour 100 des cas.

III. Au cours du rhumatisme articulaire, le corps thyroïde est, en effet, très souvent intéressé. Il peut l'être de façon très vive : c'est la thyroïdite rhumatismale de Kocher, Bernardy, Mollière, etc.

Il peut l'être, au contraire, de façon très atténuée : c'est le « signe thyroïdien » de Vincent, qui est de beaucoup le plus fréquent.

Il consiste en une tuméfaction thyroïdienne légère et fugace qui, le plus souvent, échappe à l'observateur non prévenu.

IV. Quelle est la cause de cette fluxion thyroïdienne au cours du rhumatisme?

Il est probable qu'il s'agit simplement d'une localisation abarticulaire de ce dernier. Celui-ci détermine au niveau de la thyroïde des phénomènes inflammatoires analogues à ceux qu'il détermine au niveau des synoviales articulaires. Mais quelquefois la réaction inflammatoire thyroïdienne a pour conséquence des lésions histologiques définitives et telles qu'il en résulte des troubles sécrétoires permanents, consistant en hyperthyroïdation ou dysthyroïdation, dont la maladie de Basedow sera la traduction.

V. De même qu'il peut créer de toutes pièces une maladie de Basedow, le rhumatisme est capable de greffer sur un goitre ancien le syndrome basedowien plus ou moins complet. Quelques goitres basedowifiés reconnaissent cette origine.

VI. En même temps qu'il lèse la glande thyroïde, assez souvent le rhumatisme lèse le cœur. Il crée ainsi concomitamment une maladie de Basedow et une cardiopathie, association pathologique grave, grâce à laquelle le goitre exophtalmique évoluera presque fatalement vers l'asystolie.

VII. Un grand nombre de cas de maladies de

Basedow terminées par asystolie, relèvent de ce mécanisme.

En effet, sur 259 observations que nous avons consultées, il n'en est pas une où la mort par asystolie soit due à la tachycardie basedowienne seule.

En pareil cas, on constate toujours des affections surajoutées susceptibles de faire apparaître l'asystolie chez un malade dont le cœur est déjà fatigué par la tachycardie. Quelquefois, rarement, il s'agit d'un obstacle apporté à la circulation par un gros épanchement pleural, un mal de Bright ou de la compression des troncs vasculaires de la base du cœur. Bien plus souvent, presque toujours, il s'agit de lésions cardiaques intéressant soit le péricarde, soit l'endocarde, soit le myocarde. Or, le rhumatisme articulaire, plus que toute autre infection, est capable, par ses affinités pour le cœur, de déterminer ces cardiopathies. Il commande à la fois l'apparition du goitre exophtalmique et de la cardiopathie, aggravant du même coup le pronostic de ce dernier, puisque l'asystolie en est le terme à peu près inévitable à plus ou moins brève échéance.

VIII. Quelquefois, cette asystolie est extraordinairement précoce, survenant d'emblée et se terminant par la mort quelques mois après l'infection rhumatismale et l'apparition du goitre exophtalmique. Il s'agit presque toujours en pareil cas de myocardite rhumatismale subaiguë.

IX. D'une façon générale, les cas de goitre exophtalmique à étiologie rhumatismale comportent donc un pronostic plus sévère que les autres.

X. Le salicylate de soude peut rendre des services dans le traitement de la maladie de Basedow à étiologie rhumatismale, tout au moins lorsqu'il est administré à une période assez rapprochée du début.

BIBLIOGRAPHIE

ACCHIOTE, Rhumatisme chronique et insuffisance thyroïdienne (*Revue neurologie*, 30 mai 1907).

AMY, *Essai sur la maladie de Basedow* (thèse de Paris, 1894, 1895).

AUSSET, *Société de Pédiatrie*, 13 avril 1907.

ASCHOF, Zur myocarditis Frage (*Verhandlungen des deutschen pathologischen Gesellschaft*, Iéna, 1905, 8 Tagung).

BABINSKI, Du traitement de la maladie de Basedow par le salicylate de soude (Communication à la Société de neurologie ; *Presse médicale*, 10 avril 1901).

BALL, Du goitre exophtalmique (*Gazette des hôpitaux*, 1873).

BALLET, *Revue de médecine*, 1883.

BENOIT, Un cas de maladie de Basedow compliqué d'asystolie à forme hépatique (*Marseille médical*, 1903).

BERTOYE, *Etude clinique sur la fièvre dans le goitre exophtalmique* (thèse de Lyon, 1888).

BIENFAIT, A propos du goitre exophtalmique. Le centre bulbaire. Traitement par le thymus (*Journal de neurologie*, 5 novembre 1902).

BLOTTIERE, *Traitement du goitre exophtalmique* (thèse de Paris, 1896-1897).

BOISSET et BOURDILLON, Quelques phénomènes peu connus dans la maladie de Basedow (*Semaine médicale*, 1891).

BOISSOUD, *Etude critique des interventions sur le sympathique cervical dans la maladie de Basedow* (thèse de Paris, 1897-1898).

BRUHL, Des rapports du goitre simple avec la maladie de Basedow, des faux goitres exophtalmiques (*Gazette des hôpitaux*, 1891, p. 683).

BRET, Myocardite rhumatismale. Son rôle dans le mécanisme de certaines variétés d'asystolie (*Province médicale*, 1894, n° 37).

BUREAU, *Etude sur les aortites* (thèse de Paris, 1893).

CHAMAILLARD, *la Maladie de Basedow, étude étiologique et thérapeutique* (thèse de Paris, 1902).

CHARRIN, *cité par Lévi et Rothschild*, Société de biologie, 12 mai 1906).

CHAUVIN, Thèse de Paris, 1852.

CHARVOT, Goitres sporadiques infectieux (*Revue de chirurgie*, septembre 1890).

CHARCOT, Mémoire sur une affection caractérisée par des palpitations du cœur, de la tuméfaction de la gande thyroïde et une double exophtalmie (*Gazette de Paris*, 1856 et 1857 ; *Gazette des hôpitaux*, 1856 ; *Archives générales de médecine*, 1856 ; *Gazette hebdomadaire*, 1859 et 1862 ; *Gazette des hôpitaux*, 1885 et 1889 (formes frustes) ; *Leçons du mardi*).

CHIBRET, Traitement de la maladie de Basedow par le salicylate de soude (*Semaine médicale*, 1895).

CONSTANTIN (Paul), *Diagnostic et traitement des maladies du cœur*, 1887.

GOISSARD, *l'Infection eberthienne et la glande thyroïde* (thèse de Lyon, 1902-1903).

CLAISSE, *Rhumatisme thyroïdien chronique* (Société médicale des hôpitaux de Paris, 15 mai 1908).

DAUBRESSE, *Du goitre exophtalmique chez l'homme* (thèse de Paris, 1883).

DEBOVE, Société médicale des hôpitaux de Paris, 26 mars 1880.

DUROZIEZ, *Traité clinique des maladies du cœur*, 1891.

DUMAS, *Goitre exophtalmique d'origine tuberculeuse. Tuberculose inflammatoire* (thèse de Lyon, 1907).

FAURE, Etude sur les goitres exophtalmiques (*Gazette des hôpitaux*, 1896).

FÉLIX, *Myxœdème associé à la maladie de Basedow* (thèse de Paris, 1896).

FRIEDREICH, *Traité des maladies du cœur*, traduit par Lorber et Doyon, 1873, 2e édition.

FROMENT, *Cardiopathies valvulaires compliquées de Basedowisme* (thèse de Lyon, 1906).

FREUND (Georges), Zur Kenntniss der acuten diffusen myocarditis (*Berl. klin. Woch.*, 1898, nos 49-50).

GILLAIN, *le Rhumatisme viscéral chez l'enfant* (thèse de Lyon, 1907).

GARNIER, *la Glande thyroïde dans les maladies infectieuses* (thèse de Paris, 1899).

GAYME, *Essai sur la maladie de Basedow. Etude clinique et pathogénique* (thèse de Paris, 1898-1899).

GRAVES, *Leçons de clinique médicale*, traduites et annotées par Jaccoud, 2e édition, 1863, t. II.

GALLAVARDIN, Contribution à l'étude de la myocardite rhumatismale *(Lyon médical*, 5 avril 1908).

GILBERT et CASTAIGNE, *Infection thyroïdienne et goitre exophtalmique* (Société de biologie, 1899).

GUINON, *Maladie de Basedow survenue chez une jeune femme entre deux atteintes de polyarthrite avc hydrathrose* (Société médicale des hôpitaux de Paris, 29 novembre 1907).

JANNIN, Iodisme constitutionnel, thyroïdisme et maladie de Basedow *(Revue médicale de la Suisse romande*, 1899).

JOFFROY, Leçons sur la nature et le traitement du goitre exophtalmique *(Progrès médical*, 1894).

LANCEREAUX, De l'opothérapie thyroïdienne contre le rhumatisme chronique *(Bulletin de l'Académie de médecine*, 3 janvier 1899).

LAVESNES, *De la maladie de Basedow développée sur un goitre ancien* (thèse de Paris, 1890-1891).

LÉOPOLD LÉVI et ROTHSCHILD, *Rhumatisme chronique thyroïdien* (Société de biologie, 12 mai 1906 ; Société médicale des hôpitaux de Paris, 10 avril 1908).

LOEB et GITHENS, The effect of experimental conditions on the vascular lesions produced by adrenalin *(American Journa lof the medical sciences*, 1905).

LIEWEYLIN JONES, Graves disease in association with rheumatoid artritis *(British medical Journal*, 1903, I, p. 1015).

LESCAUX, *les Perturbations cardiaques du goitre exophtalmique* (thèse de Paris, 1884-1885).

MARIE, *les Formes frustes du goitre exophtalmique* (thèse de Paris, 1883).

— *Sur la nature de la maladie de Basedow* (Société médicale des hôpitaux de Paris, 1894).

MAYZÈLE, *Rôle du réflexe dans l'étiologie du syndrôme basedowien* (thèse de Paris, 1896-1897).

MERKLEN, *Asystolie par compression des pneumogastriques* (Société médicale des hôpitaux de Paris, 1893, p. 611).

MIGNON, *Etiologie de la maladie de Basedow* (thèse de Paris, 1894-1895).

MILLIARD, *les Œdèmes dans la maladie de Basedow* (thèse de Paris, 1888-1889).

MINNICH, *Das Kropfhez und die Bezienhungen der Schilddrüsenerkrankungen zu dem Kreislaufapparat*, Leipzig und Wien, 1904.

MOUTÉT, *Début cardiaque du goitre exophtalmique* (thèse de Paris, 1889).

MŒBIUS, *Die Basedow'sche krankheit, in specielle pathologie und therapie von Nothnagel*, Wien, 1896, t. XXII.

PARRY, Enlargement of the thyroid gland in connection with enlargement or palpitation of the heart (*Collect. from the unpublished medical Wretings*, London, 1825).

PERRY, Eophtalmic goiter with acute articular rhumatism (*Glascow medical Journal*, 1872-1873).

PILET-FLOUET, *les Perturbations mentales dans le goitre exophtalmique* (thèse de Paris, 1892-1893).

POTAIN, *Leçons de clinique*, 1876.

RASCOL, *Contribution à l'étude des thyroïdites infectieuses* (thèse de Paris, 1890-1891).

RICHE, *le Goitre exophtalmique. Interprétation nouvelle* (thèse de Paris, 1896-1897).

RIVALIER, Thèse de Paris, 1888-1889.

RENAUD, *Tachycardie et asystolie dans la compression du pneumogastrique* (thèse de Paris, 1892-1893).

RENAUT, Thèse de Paris, 1889-1890.

RENDU, Goitre exophtalmique (*Dictionnaire des sciences médicales*, t. XLV).

REVILLIOD, le Thyroïdsme et le thyroprotéidisme et leurs équivalents pathologiques (*Revue médicale de la Suisse romande*, 1895).

REVILLOUT, Thyroïdite rhumatismale (*Gazette des hôpitaux*, 1877).

ROGER et GARNIER, *Infection thyroïdienne expérimentale* (Société de biologie, 22 octobre 1898).

— La glande thyroïde dans les maladies infectieuses (*Presse médicale*, 19 avril 1895).

ROMBERG, Ueber die Bedeutung des Herzmuskels für die Symptome, den Verlauf der acuten Endocarditis und der chronischen Klappenfehler (*Deutsch. Archiv. f. klin. Mediz.*, 1894).

SAINTE-MARIE, *De la maladie de Basedow* (thèse de Paris, 1886-1887).

SAINTON, Goitre exophtalmique (*Traité de médecine et de thérapeutique*, t. X, p. 637).

G. SÉE, *Traité des maladies du cœur*, 1889.

SERGENT, *A propos d'un cas de syndrôme de Basedow consécutif à une crise de rhumatisme articulaire aigu prolongé* (Société médicale des hôpitaux de Paris, 22 novembre 1907).

STEINER, The heart in exophtalmic goiter *(Transaction of the Ohio med. Soc. Cincinnati*, 1893, p. 227-231).

STOCKES, *Traité des maladies du cœur et de l'aorte*, traduit par Senac, 1864.

TEISSIER (P.), *cité par Vincent*, Société médicale des hôpitaux de Paris, 29 novembre 1907.

TEISSIER, Du goitre exophtalmique *(Gazette médicale de Lyon*, 1863, nos 1 et 2, p. 551).

TORRI, La tiroide nei morbi infettiti *(Il Policlinica*, 15 mars, 15 avril, 15 mai 1900).

TURRO (R.), *Action du suc thyroïdien sur le vibrion du choléra et le bacille d'Eberth* (Société de biologie, 3 mars 1896).

TROUSSEAU, *Cliniques médicales de l'Hôtel-Dieu de Paris*, publiées par Peter, 7e édit., p. 555 et 577.

— Discussion sur le goitre exophtalmique *(Bulletin de l'Académie de médecine*, 1862, t. XXVII, p. 1841. Rapport de Trousseau sur le mémoire d'Aran. Discussion par Piorri, Bouillaud, Beau, Trousseau).

WEILL et DIAMANTBERGER, Goitre exophtalmique et rhumatisme *(Bulletin de la Société de médecine pratique de Paris*, 1891, p. 582-596).

WEILL et GALLAVARDIN, Nodosités rhumatismales périostiques et tendineuses avec examen histologique ; mort subite par myocardite interstitielle aiguë *(Revue mensuelle des maladies de l'enfance*, avril 1901).

WEILL et BARJON, Myocardite parenchymateuse chez l'enfant *(Archives de médecine expérimentale*, 1895, et *Revue des maladies de l'enfance*, 1897).

WEILL et THÉVENOT, *Archives des maladies des enfants*, 1906.

VINCENT, *Fréquence du signe thyroïdien dans certaines maladies infectieuses* (Société médicale des hôpitaux de Paris, 8 juin 1906).

— *Signe thyroïdien dans le rhumatisme articulaire aigu* (Société médicale des hôpitaux de Paris, 8 juin 1906).

— *Atrophie thyroïdienne et sclérodermie consécutive à du rhumatisme articulaire aigu avec poussée thyroïdienne* (Société médicale des hôpitaux de Paris, mars 1907).

VINCENT, *Absence du signe thyroïdien dans les formes rebelles du rhumatisme aigu* (Société médicale des hôpitaux de Paris, 26 avril 1907).

— *Nouvelles remarques sur l'origine rhumatismale de certains goitres exophtalmiques* (Société médicale des hôpitaux de Paris, 29 novembre 1907).

— *Sur la réaction thyroïdienne dans le rhumatisme aigu et sur l'origine rhumatismale de certains cas de goitre exophtalmique* (Société de biologie, 2 novembre 1907).

— *Rhumatisme et opothérapie thyroïdienne* (Société médicale des hôpitaux de Paris, 15 mai 1908).

VAISSE, *Étude sur le rhumatisme cardiaque* (thèse de Paris, 1885).

WITHUSSEN, On the cachexia exophtalmic translated from .ie Bibliotech for Lœger by William Daniel Moore *(Dublin med. Presse,* juillet 1859, p. 420).

ZOUIOVITCH, *Thyroïdites rhumatismale* (thèse de Paris, 1884-1885).

TABLE

Lyon. — Imprimerie A. Rey, 4, rue Gentil. — 49360

www.ingramcontent.com/pod-product-compliance
Ingram Content Group UK Ltd.
Pitfield, Milton Keynes, MK11 3LW, UK
UKHW021210220726
13924UKWH00003B/1437

9 782019 240639